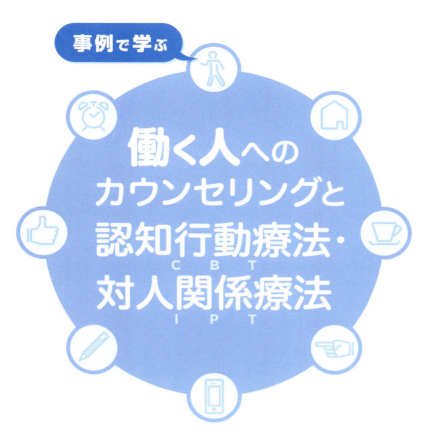

事例で学ぶ

働く人への
カウンセリングと
認知行動療法・
対人関係療法

CBT
IPT

杉山 崇 著
Sugiyama Takashi

金子書房

はじめに
――傾聴だけではカウンセリングにはなりません――

　突然ですが，あなたは「カウンセリングって何をするのですか？」と問われたらどう答えるでしょうか。もしかしたら「傾聴」が答えとして挙がるかもしれません。ただ，傾聴はカウンセリングの本質の半分に過ぎません。カウンセリングの原語である"Counsel"は「熟慮して助言をする，適切な行いを提案する」という意味なのです。

　実は1940年頃までの米国のカウンセリングは助言を中心にしたものでした。しかし，助言中心の方法論が必ずしも強く支持されていたわけではありませんでした。そこで，C. Rogers（1902-1987）は，精神分析の非正統派とされていたO. Rank（1884-1939）やS. Ferenczi（1873-1933）の考察を参照して傾聴中心のクライエント中心療法を提案しました（久能ら，1997）。

　傾聴は非常に効果的なカウンセリングの技法です。近年は傾聴（共感）が脳に作用して「心の痛み」を緩和する仕組みも明らかになっています（岡本，2009）。しかし，傾聴も万能の方法ではありません。例えば，お手洗いの場所を尋ねた隣人に，深くうなずきながら「あなたはお手洗いに行きたいと思っているのですね。」「私には，あなたのお手洗いへのお気持ちの強さが伝わってきました。」などと応えたとしたら，それは意味のあることでしょうか？

　恥ずかしながら，筆者はキャリアの初期には上記のように無意味な傾聴をしてしまいそうなカウンセラーでした。私の実感ですが，傾聴はクライエントが「自分で答えを見つけ出す力がある」場合にはとても有力な支援法だと思います。クライエントは困っているからカウンセリングに訪れるのですが，困惑は心の痛みを伴います。その時にカウンセラーに傾聴されると心の痛みが軽くなります。そして考える力を発揮することができるのです。私は，これが「母性的風土」の意義だと考えています。

　しかし，手立てがなくて途方に暮れているクライエントに傾聴を繰り返すのは，お手洗いの場所がわからない隣人に傾聴を重ねるようなものです。真に効果的なカウンセリングにはクライエントを正しい答えに導くための助言や提案

i

も必要なのです。

　では提案や助言の質を高めるいい方法は何でしょうか？　私は日本的な精神分析や深層心理学，そしてキャリアコンサルティングなど，多様なアプローチのトレーニングを受けました。そして，その中で認知行動療法（Cognitive Behavioral Therapy：CBT）と対人関係療法（Inter Personal Therapy：IPT）にその答えの一端を見つけました。

　CBT と IPT の最大のメリットは，個人と環境の相互作用の最適化を支援できる点です。私はこのことを"上手なテキトー（適当：杉山・井上，2018）"に導く支援と呼んでいます。個人と周囲の環境，すなわち人間関係や組織との相互作用が最適化されれば，本人だけでなく周囲の人間関係や組織も活性化することでしょう。もっとも，「現在の人間関係や所属組織から距離を取る」というアドラー心理学的な最適解が導き出される場合もあります。ただ，お互いに悪影響を与え合うという不幸を積み重ねるよりは，より生産的な展開があることでしょう。

　なお，私は組織の最適化を追求する社会心理学者でもあります（杉山，2015）。個人へのアプローチを通して組織も最適化される支援デザインを理想にしています。もちろん，全ての事例が理想的な展開をするわけではありませんが，この本では実例を交えながら個人と組織の win-win の関係を目指す CBT と IPT の活用法をご紹介したいと思います。本書を読破したとき，あなたのカウンセリングスキルは50％以上向上していることでしょう。クライエントも組織も，そしてあなたも幸せになるために，どうぞ本書をお役立てください。

杉山　崇

【文献】
久能 徹・末武 康弘・保坂 亨・諸富 祥彦（1997）．ロジャーズを読む　岩崎学術出版社
岡本 泰昌（2009）．うつ病の病態に関わる脳内基盤　性神経学雑誌，*111*（*11*），1330-1344.
杉山 崇（編著）（2015）．入門！　産業社会心理学──仕事も人間関係もうまくいく心理マネジメントの秘訣──　北樹出版
杉山 崇・井上 夏希（2018）．Step 0 から始める認知行動療法　遠藤 裕乃・佐田久 真貴・中村 菜々子（編）　その心理臨床，大丈夫？──心理臨床実践のポイント──（pp.172-184）　日本評論社

CONTENTS

はじめに　i

第1章　個人と職場を活性化するCBTとIPT
――生物・心理・社会モデル……2

- 1-1 効果的なカウンセリングは適切なアセスメントから
――生物・心理・社会モデル……2
- 1-2 CBT・IPTと生物・心理・社会モデル……5
- 1-3 生物・心理・社会モデルによる他職種の支援と連携……5
- 1-4 CBTとIPTでできる社会的状況の最適化と
"組織の賞味期限"……7
- 1-5 感情労働の重要性……8
- 1-6 「敵」だと思うと個人の中で組織はすぐに賞味期限を迎える……9
- 1-7 賞味期限を迎えにくい組織は集団凝集性を備えている……10
- 1-8 CBTとIPTでできること……12

第2章　CBTとIPTのコツ
――職場での願望との上手な付き合い方……14

- 2-1 関係構築は「物語」の理解から
――カウンセリングの3 stepsモデル……14
- 2-2 CBTとIPTの弱点……15
- 2-3 効果的なStep 0（関係構築）のコツ①
最悪な対応とは……16
- 2-4 効果的なStep 0（関係構築）のコツ②
クライエントの願望に注目しよう……17
- 2-5 効果的なStep 0（関係構築）のコツ③
具体的な対応例……18
- 2-6 勤労者の願望の本質を読み解くコツ①
快楽と苦痛に由来する願望……19

2-7	勤労者の願望の本質を読み解くコツ② 好き嫌いに由来する願望	20
2-8	勤労者の願望の本質を読み解くコツ③ ヒトの複雑さを表す願望	20
2-9	明らかになった願望と理由を物語として整理する	22
2-10	Step 0 から Step 1（現実検討・現実受容）へ	23
2-11	CBT と IPT を人事担当者や上長への助言に活かすコツ	25
2-12	Step 1，Step 2 で心がけること	26

第3章　"心"を整える
──CBT の上手な使い方　27

3-1	CBT 導入の基礎のキソ	27
3-2	情緒的混乱が激しいクライエントの場合	28
3-3	CBT の「効果を謳う効果」	29
3-3-1	心の癖をリストラする方法：認知再構成法	29
3-3-2	①認知を特定する： 上司との関係に悩むDさんの3つのカラム	31
3-3-3	カラム1：「出来事・状況」の特定	33
3-3-4	カラム2：感情を探ろう	34
3-3-5	カラム3：認知・心の癖のキャッチと 感情との関係を分析	34
3-3-6	損益比較のバランスシート①： 損益比較への導入と心理教育	35
3-3-7	損益比較のバランスシート②：心の癖の選択と評価	36
3-3-8	心の癖が正しい根拠と間違っている根拠の探索	37
3-3-9	新しい考え方の探索	39
3-3-10	「新型うつ」を思わせるEさんの行動最適化	40
3-3-11	活動記録表の作成	41
3-3-12	気分のリセットの心理教育	43
3-3-13	気分のリセット行動を探る	43
3-3-14	行動の選択と行動実験	44

	3-3-15	感情最適化──考えたくないのに考えてしまう心の秘密 ……… 45
	3-3-16	部下への不満から上司として適切に振る舞えないFさん ……… 47
	3-3-17	意識と感情の心理教育 ……… 47
	3-3-18	嫌なこと，求めることを具体的に考える ……… 48
	3-3-19	気持ちを調整するマインドフルネス技法 ……… 50
3-4		さらにアドバンストな方法 ……… 52

コラム　働く人を考える新キーワード
　　　　「個人内のダイバシティ」の脳心理科学 ……… 52

第4章　コミュニケーションを整える ──IPTを用いたカウンセリング ……… 53

4-1		ヒトは"人の中で傷つき，人の中で癒やされる"生き物です ……… 53
4-2		IPTにおける生物・心理・社会モデル ……… 54
4-3		IPTのスローガンと有効なクライエント ……… 55
4-4		IPTは内省しないクライエントにも使える ……… 55
4-5		ヒトは相互作用の中に存在する ──心の不調と対人関係 ……… 57
4-6		心がイキイキする良いスパイラル ……… 58
4-7		ポジティブ・スパイラルを持続する鍵は「好意の返報性」 ……… 59
4-8		IPTは察するセンスからはじまる ……… 60
4-9		ヒトの心は拡張物も含めて「自分」と認識する ……… 60
4-10		「仲良くしたい，でも優位に立ちたい」の葛藤を生きるヒト ……… 61
4-11		心は周りの人の心のセンサー ……… 61
4-12		人は心を伝え合い，察し合う，だから考え続ける ……… 62
4-13		嫌なことほど考えたくないのに考えてしまう ……… 63
4-14		共感でクライエントを心の痛みから救おう ……… 63
4-15		怒りや不満に共感することでカウンセラーが抱えるリスク ……… 64
4-16		カウンセラーとしてのリスク管理 ……… 64
4-17		「怒り」の意味 ……… 65
4-18		「怒り」の使い方 ……… 66

4-19	IPTに基づくカウンセリングの実施プロセス	67
4-20	誰をIPTに誘導するべきか？	68
4-21	怒りと不満が溢れるGさんと上長	68
4-22	カウンセラーから上長への提案	69
4-23	「話すことはない」と訴えるGさん	70
4-24	「軽蔑ゲーム」を仕掛けるGさんへのカウンセリングの導入	70
4-25	クライエントに求める役割とカウンセラーの態度	71
4-26	IPTが想定する4つの問題領域	72
4-26-1	悲哀	73
4-26-2	役割をめぐる不和	73
4-26-3	役割の変化	74
4-26-4	社会的孤立	75
4-27	Gさんの問題領域	76
4-28	現在の重要な人間関係に注目する	76
4-29	対人関係の変容を目指して「期待」を明らかにする	77
4-30	コミュニケーション分析	78
4-31	非指示的なスタンスと提案のバランス	81
4-32	Gさんのその後	81

第5章　事例の中でのCBTとIPT
──効果的な使い方　83

5-1	自分の適性と職場の人間関係に悩む30代女性のHさん	83
5-1-1	来談まで──新卒から転職までの10年間	83
5-1-2	来談まで ──転職後：女子二人の世界から疎外された職場	84
5-1-3	柔らかい服装とキリッとしたメガネが対照的なHさん	85
5-1-4	キャリア・ストーリー──頼られる女性でありたい	85
5-1-5	頼られて楽しかった一方で緊張感もあった学生時代	87
5-1-6	頼りにされるHさんをめぐる対話とカウンセラーの態度	88
5-1-7	職場で感じる悔しさ	88

5-1-8	Hさんを追い詰める「合理化」と カウンセラーの支援仮説	89
5-1-9	Hさんのコミュニケーションの改善	90
5-1-10	カウンセラーの感想①──感受性が強いHさん	92
5-1-11	カウンセラーの感想②──カウンセラーは 安心できる場を提供できたのだろうか？	93
5-1-12	カウンセラーの感想③──「頼りにされたい， でも目立ちたくない」	93

5-2　不安と強迫観念が強い30代男性Iさん　94

5-2-1	来談まで ──頼りにしていた先輩や同僚が転職して調子を崩した	94
5-2-2	怯えたような雰囲気と鮮やかな語り口が対照的なIさん	95
5-2-3	暫定的な支援仮説： 確認強迫は防衛機制の可能性も考えられる	95
5-2-4	Step 1に注目しているクライエントにはStep 1から	96
5-2-5	活動記録と確認強迫のフォーミュレーション	97
5-2-6	確認強迫にメリットを感じていたIさん	98
5-2-7	確認強迫の回数を減らすと…	99
5-2-8	「何も楽しめない」と訴えるIさん	100
5-2-9	スキーマへのアプローチ	100
5-2-10	スキーマへのアプローチの導入	102
5-2-11	スキーマの探索方法	102
5-2-12	自動思考からスキーマを差し引いて考える	104
5-2-13	会社への同一化	105
5-2-14	支援仮説の検討：スキーマの過剰補償	106
5-2-15	自動思考とスキーマの関係の検討	106
5-2-16	スキーマのメリット，デメリットを洗い出す	107
5-2-17	スキーマの過剰補償の心理教育と解釈	107
5-2-18	会社しかないIさんの最適な補償方法と スキーマとの付き合い方	108
5-2-19	Iさんは自己価値への絶対的な補償が欲しかった	109

5-2-20	カウンセラーの感想	110
5-3	うつ病からの復職を目指す一方で，現実と向き合うことを避け，会社に試されている立場だった40代の男性Jさん	110
5-3-1	来談まで──仕事を引き受けすぎてうつ病に…	110
5-3-2	インテーク① 臨床像と「3ヶ月後」についての不自然な話し方	111
5-3-3	インテーク②支援仮説──Jさんの会社での立場	112
5-3-4	インテーク③ 男性企業人としてありがちな承認欲求と自尊欲求	113
5-3-5	インテーク④男性企業人と承認欲求，自尊欲求	114
5-3-6	インテーク⑤ JさんのパーソナリティはCBTとIPTに馴染むのか？	115
5-3-7	インテーク⑥ うつ病の既往歴とリワークには目を向けたくない？	116
5-3-8	インテーク⑦ うつ病について語ってもらう必要はあるのか？	116
5-3-9	インテーク⑧2次抑うつのリスク	117
5-3-10	インテーク⑨ 2次抑うつについての心理教育と暫定的な同盟の構築	118
5-3-11	活動記録で嫌な気分の変化をチェック	119
5-3-12	活動記録で気分に影響する活動をチェック	120
5-3-13	うつ状態の機能の心理教育とディスカッション	121
5-3-14	「いつも新婚気分で…」と「休職生活」	122
5-3-15	「いつも新婚気分で…」が活きたエピソード	124
5-3-16	親族の口撃と損益比較での緊急対応	125
5-3-17	親族を嫌がることへのワーク	126
5-3-18	職場復帰に向けて問題解決法の導入	128
5-3-19	問題解決法──問題の定義と目標設定	129
5-3-20	解決策のブレーンストーミングと意思決定	130
5-3-21	実行と計画の展開──良いスパイラルを描いてみる	132
5-3-22	スパイラル達成の確信度を上げるための方略	133

	5-3-23	感想① J さんとセルフモニタリング	133
	5-3-24	感想②軽度の自己愛性パーソナリティ傾向への対応	134
	5-3-25	重度の自己愛性パーソナリティ傾向への対応	134
	5-3-26	感想③ J さんの職場適応と役割への同一化	135
5-4		優秀すぎる30代女性 K さんとチームのメンバーら，そして50代男性のメンテナンス型リーダー L さんの役割をめぐる不和	136
	5-4-1	来談まで① 10人の部下を持つプレーイングマネージャーの L さん	136
	5-4-2	来談まで②学歴，経歴ともに優秀な K さん	137
	5-4-3	来談まで③ K さんは他のメンバーを卑下して回っていた	137
	5-4-4	L さんが大事にしているチーム内の人間関係	139
	5-4-5	ワークシートを使わない認知再構成法と L さんの懸念	140
	5-4-6	L さんの規範への同一化と損益比較	141
	5-4-7	同一化したい規範と本当の願望の両方にコミットする Step 0	142
	5-4-8	損益比較の展開──デメリットにも目を向ける	143
	5-4-9	問題解決法──問題を定義するために「お困りごとリスト」を作成する	143
	5-4-10	L さんと K さんの面談の結果	145
	5-4-11	K さんは何を求めているのか？	145
	5-4-12	K さんとチームにおける役割の不和	148
	5-4-13	カウンセラーの感想	148
5-5		役職定年の N さんに追い詰められた期待の若手 O さんとサポーティブな課長 M さんとのカウンセリング	150
	5-5-1	来談まで①役職定年で配属された N さん	150
	5-5-2	来談まで② N さんが来てから期待の若手 O さんの調子が悪くなった	151
	5-5-3	来談まで③ N さんの O さんへの威圧的態度と要求	151
	5-5-4	来談まで④ N さんの行為で O さんは深刻な心理的なダメージを受けた	152
	5-5-5	来談まで⑤耐えかねた O さんと課長 M さんの面談	154

5-5-6	Oさんの来談：これは対人関係の問題なのか？	155
5-5-7	Oさんの苦悩と自動思考	156
5-5-8	状況認知に関わる自動思考は根拠の検討から行う場合も	157
5-5-9	実績のある人，有力者に対するOさんのスキーマ	157
5-5-10	新しい考え方の探索と「人を嫌う」ことへのOさんの抵抗	158
5-5-11	Mさんの来談と展開の早い問題解決法	159
5-5-12	Nさんのパーソナリティは説明するべきか？	160
5-5-13	問題解決法の展開	160
5-5-14	Oさんの認知再構成	161
5-5-15	カウンセラーの感想	162

キーワード集　163
引用文献一覧　175
あとがき　178

　本書における事例は，実際の事例の断片を基に主旨を損ねない範囲で個人情報に配慮しつつデフォルメしたものです。カウンセリングの展開や雰囲気を実感いただく素材として御覧ください。

事例で学ぶ
働く人へのカウンセリングと
認知行動療法・対人関係療法

第1章 個人と職場を活性化する CBT と IPT
——生物・心理・社会モデル

● この章のポイント

> CBT と IPT は"上手なテキトー"の雛形です。方法論の要点を少々大胆に一言でまとめると,「適当な生き方を人々に勧める」と言えるでしょう。ここで言う適当とは「変にクヨクヨ考え込んだり,不器用な行いを繰り返して人生をややこしくするよりも,適切な考え方と行いを取り入れましょう」となります。要は「上手に生きましょう」とオススメするのが CBT と IPT なのです。
> CBT も IPT も科学的に考察された根拠ある"テキトーの雛形"を持っています。もちろん,個々人のニーズや好みに応じたカスタマイズを通して提供しますが,その雛形が個人と周囲の環境にフィットするためには個人と周囲の相互作用を捉えるグランドデザインが必要です。
> この章では CBT と IPT のグランドデザインである生物・心理・社会モデルを紹介しましょう。なお,このモデルは現代的な心理支援の全般でグランドデザインともされています。

1-1 効果的なカウンセリングは適切なアセスメントから
——生物・心理・社会モデル

CBT は人の考え方,行動,そして感情の最適化を目指す技法です。そして IPT は対人関係,言い換えれば人と人,人と社会（組織）の関係性の最適化を目指す面接法です。これらを総合的に最適化することで,まずは個人のイキイキした日々を支え,結果的に組織の活性化に至ることがこの本の目標です。

CBT も IPT も効果が科学的に確認された技法や面接法がたくさんあります。これらはバラバラに活用しても一定の効果は見込めます。ただ,実は心と周囲との関係性,そして心身の健康は密接につながっています。だから,個人の支援から組織の活性化も可能なのです。

より効果的な支援には,より的確なアセスメントが必要です。そこで,この章では CBT と IPT をもっと上手に使うために,現代のカウンセリングにおける標準的なアセスメント理論である生物・心理・社会モデル（Engel, 1977）

について紹介しましょう。

　まず，科学的な事実として個人の心と身体（生物），そして社会は相互に連動しています（図1-1）。心の活動は脳の神経活動を基盤にしていますし，心は自分の置かれている状況（社会）のセンサーです。そして，人の脳は他者や立場という社会的刺激に敏感に反応し，このことが心身の負担にも"薬"にもなります。

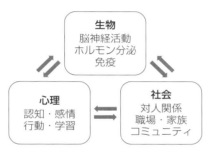

図1-1：生物・心理・社会モデル

　たとえば図1-2のAさんはずっと憧れていた業界に入ることができて，先輩も同僚も専門知識が豊富，上司もAさんに好意的…と目標もメンバーも魅力的な組織に属しているとします（社会）。Aさんはそれが嬉しくて，今後に希望を感じてイキイキします（心理）。その結果，免疫力が高まって病欠が減ったり，脳が苦痛に強くなるので「ここ一番！」の場面でがんばりが利いた

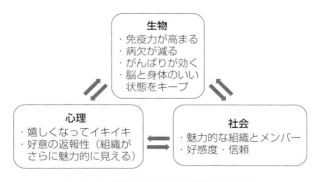

図1-2：組織と個人のいい状態の相互作用

りします（生物）。

　こういう人物は清々しいので，周りも心地よいものです。結果的に，職場の中で好感度が上がり信頼を得ることでしょう（社会）。人には好意の返報性があるので（杉山，2015），ますますメンバーが魅力的に見えるようになり（心理），脳も身体もいい状態がキープされます（生物）。このように，個人の良い状態と職場の良い状態は相互作用の中で開拓され，維持されるのです。これが人も組織もイキイキする秘訣です。

　一方で，図1-3のBさんは憧れの業界で高いシェアを持つ安定性の高い企業に入れたものの，安定の副作用としてシブシブ感の漂う職場では全力でがんばっても誰も評価してくれない風土がありました（社会）。何のリアクションもないと多くの個人はがんばる意義を見失い，職場や会社に不満やいらだちを持ちます（心理）。不満はストレスホルモンを分泌させ，個人を疲弊させます（生物）。

　単に一個人の不満や活気のなさではありますが，人は他者の表情や雰囲気に反応する脳を持っています（杉山，2015）。よって，周囲にも嫌な感じが伝播します（社会）。お互いに嫌な感じを与えあってしまうと（心理），脳は本能的に嫌なものを意識から遠ざけようとするので（生物—心理），お互いにお互いを無視するようになります（社会）。

　すると更に努力に関心を持たない冷たい風土の職場になります。このように個人の悪い状態と組織の悪い状態も相互作用の中で生み出され，維持されてい

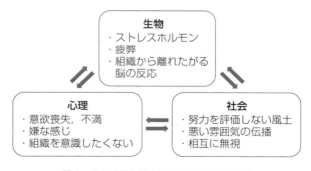

図1-3：組織と個人の悪い状態の相互作用

くのです。こうなると個人がイキイキできないだけでなく，組織も賞味期限を迎えて腐っていくのです。何かを変えなければ個人がストレスで疲弊し，組織は機能不全に陥ってしまいます。

1-2 CBT・IPTと生物・心理・社会モデル

　何かを変えなければならないとき，生物・心理・社会モデルの中でCBTとIPTは何を変えられるのでしょうか？　これは図1-4のように描くことができます。CBTは考え方のクセ（認知），感情の制御，行動のパターンを最適化します。CBTの基礎研究では脳や免疫系への効果も実証されているので，心理と生物的状態の関係を最適化しているとも言えます。IPTは心理と重要な他者との人間関係を最適化し，職場環境などの社会的状況をより良くすることで支援します。

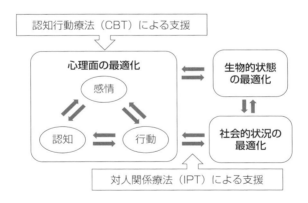

図1-4：CBTとIPTによる支援

1-3 生物・心理・社会モデルによる他職種の支援と連携

　CBTとIPTはこのモデルにおける一般的なカウンセラーが介入できる範囲の大半をカバーする技法です。ただ，一般的なカウンセラーにはできない支援もあり，それらの支援は他職種が行っています。私たちは他職種との効果的な

連携もアセスメントする必要がありますが，生物・心理・社会モデルはその際にも有効な理論です．このモデルで他職種の支援をシンプルに整理すると図1-5のようになります．

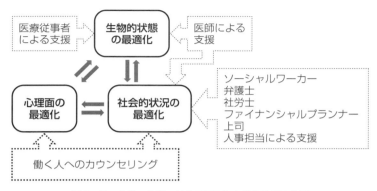

図1-5：生物・心理・社会モデルによる他職種の支援

　生物的状態をダイレクトに支援するのは現代社会では主に医療現場で行われる薬物療法や理学療法など，医療従事者の仕事です．ただし，診断がついて医療の対象になった場合は医師には社会的権限が与えられる場合もあるので，医師が社会的状況の支援を部分的に担う場合もあります．なお，一部の医師はCBTやIPTを積極的に実施して，心理面の最適化や人間関係の最適化を支援している場合もあります．

　社会的状況は多岐にわたるので支援する専門職もさまざまです．たとえば，ソーシャルワーカーは社会資源と個人をつなぐ支援を行います．この他には法的問題は弁護士，労務問題は社労士，経済的問題はファイナンシャルプランナー，就職・転職など人生の転機の問題はキャリアコンサルタントなど，それぞれの専門領域で社会的状況の最適化を支援します．私たちはこれらの担当者とも連携する関係にあります．なお，キャリアコンサルタントはキャリア形成に関連する考え方や行動といった心理面の一部を支援する場合もあります．

　また，働く人へのカウンセリングではクライエントの勤務先の上司や人事担当者などが実質的な支援の資源であることも多々あります．ただし，上司も人事担当者も中立的に個人を支援できる立場にはなく，「労使の関係」など時に

クライエントと利害が対立する関係にもなります。よって私たちは彼らが中立ではないことを考慮して，双方に配慮した連携を心がけることになります。

1-4 CBT と IPT でできる社会的状況の最適化と"組織の賞味期限"

　私たちカウンセラーは基本的には個の支援が基本業務です。図1-5の専門職のように直接的には社会的状況に関われません。その代わり，組織と個人の関係性とその基盤の一つである個人の心理の最適化を支援できます。したがって，的確に社会的状況をアセスメントできていれば，CBT と IPT の結果として間接的に社会的状況に関与することもできます。そこで，ここでは組織という社会の状況を的確に捉えるために，組織の賞味期限について考えてみましょう（杉山，2015）。

　人は賞味期限を迎えた組織からどんどん離れようとします。離れられなくて無理に留まっている場合は，心理―生物面に無理がかかるので心身の健康を損ねがちになり，パフォーマンスも下がります。

　組織の賞味期限は物理的なものではなく心理―社会的な賞味期限です。条件次第では永続も不可能ではありません。そこで組織と集団のプロセスを研究する社会心理学は，長年にわたって組織の賞味期限の要因を探ってきました。私がこれまでの知見を整理してみたところ（杉山，2015），「共通の目的・目標」と「各自の役割の相互理解」という2つに大別できました（図1-6）。このどちらかでも機能しなくなると人間関係やグループの賞味期限が切れると言えるでしょう。

■共有の目的・目標■	
メンバーが魅力を感じる理念や目的が維持されてる状態	

■各自の役割の相互理解■	
業務労働 作業や課題の分担	感情労働 相互の感情への配慮

図1-6：組織の賞味期限を回避する重要要因

1-1における図1-2のように組織と個人の生物・心理・社会モデルのサイクルがいい状態で回っていれば，賞味期限はいつまででも回避できます。ただ，同じく図1-3の悪い状態のサイクルのように何かが一つ悪くなると，生物・心理・社会モデルの連鎖で全てが悪くなってしまいます。時間が経ってサイクルを重ねるごとに全てがどんどん悪くなって，組織はどんどん衰退します。

　逆に言えばこの2つさえ適切に機能していれば組織の賞味期限は避けることができます。個人を惹きつける理念や目的・目標（組織という物語）が全般的に共有され，そのための各自の役割を相互に納得し，適切に遂行すれば組織は永続可能になるのです。

1-5 感情労働の重要性

　ただ，図1-6の「役割」の解釈には一つだけ注意が必要です。役割を課題や作業といった単なる業務の役割分担だけだと解釈してしまうと危険です。実は人の意識をコントロールする脳の一部（報酬系実行機能と呼ばれています）は，社会脳とも呼ばれています。この脳は周りの人の顔色や自分へのリアクション，そして自分への評価に驚くほど敏感です。周囲から納得できる扱いを受けていないと不快感が生じ，このことが組織への嫌悪感につながります。

　たとえばグローバル企業の一つとされるユニクロは2000年前後の急成長期は大量離職期でもありました。育てた人材がどんどん離職するという危機的な時期だったとされています。この時に離職希望者に行われた面談ではユニクロという組織や理念に共感していても，人事評価や人間関係の悩みが離職動機につながっていたと言われています（日経産業新聞2014年3月4日）。

　すなわち，ここで言う「役割」は課題や作業といった「業務労働」だけではなく，相手の感情や自尊心を気遣う「感情労働」も含めて考える必要があるのです。たとえば，女性社員のCさんが素直でニコニコすることを求められて一方的に感情労働を提供することが続いていたとします。そして職場ではCさんの存在感で場が明るくなるので，喜ばれていたとします。ただ，Cさんがこの役を楽しんでいればいいのですが，Cさんが自分一人で場を明るくするこ

とに疲れ果ててしまったとします。するとCさんにとっての組織の賞味期限が訪れてしまうのです。

1-1のAさん（図1-2）は組織と個人のいい状態の一例ですが，相互に感情労働にも配慮してメンバーの間に信頼と好意が伴うことが重要なのです。言い換えれば，相互の感情労働がない職場の風土は個人の気持ちを組織から遠ざけてしまうことでしょう。

1-6 「敵」だと思うと個人の中で組織はすぐに賞味期限を迎える

また，働く人へのカウンセリングでは組織や上司への不平・不満を訴えるクライエントも少なくありません。このようなクライエントは個人の中でその組織の賞味期限を迎えてしまっている場合もあります。このような不平・不満に上手に対応するためのアセスメントを考えてみましょう。

不平・不満は脳が誰かを「敵」と思ってしまっている時に高まります。実は人の脳は常に周りに敵がいないかモニタリングしているのです。誰かと自分の利害が一致していれば味方ですが，利害が対立する場合は本能的に敵と認知します。ただ，無闇に周りに敵を作ってしまうと緊張感も高まりますし，社会での立場も悪くなってしまいます。そこで，利害の対立はできる限り避けます。また，対立しても自分の立場などを考慮して，対立がなくなるように善処しています。人は本来は社会脳の働きで平和的にできるのです。

ただ，疲労が溜まっていたり（生物要因），利害の対立が深刻だったり（社会要因），また敵に対して過剰に反応しやすいパーソナリティだったり（心理要因），などと利害の対立を解消しにくい要因がある場合もあります。このような場合には脳が「敵」に対する反応を続けてしまいます。この状態では敵をよく知るために，敵の脅威（自分にとって都合の悪いところ）に注目しやすくなっています。したがって，この状態が続くと不平・不満がどんどん拡大するのです。

上司は管理監督者なので，勤務態度や業務成績などを巡って部下と利害が対立しやすい立場です。そのため，不平・不満の対象にされやすいと言えます。また，同僚であっても利害が対立してしまうと，同じように脳が「敵」と錯覚

して不平・不満の対象になり得ます。では,「敵」と認識させないように何かできることはないのでしょうか？

1-7 賞味期限を迎えにくい組織は集団凝集性を備えている

人には所属の欲求,尊敬の欲求があるので（杉山,2015),本能的に何かの組織に属そうとします。ただ,それだけでは「属そう！」という動機づけが持続しません。個人にとっての組織の賞味期限を回避するには,組織へのコミットを後押しする力が必要です。その力は集団凝集性（Festinger, 1950）とよばれています。

集団凝集性は課題達成凝集性と対人凝集性の2つに分けられます（図1-7：杉山,2015）。前者は組織の目的（企業の場合はビジネスモデルや社会的貢献など）に対して個人が感じる魅力,目的達成に向けた組織の実力,組織の社会的価値,個人の目的達成への道具的価値,などで構成されています。後者はメンバー個々人の魅力やメンバー間の関係性の魅力によって構成されています。

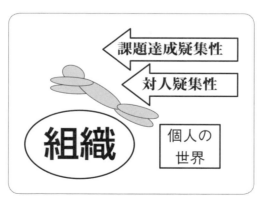

図1-7：2つの凝集性が個人を組織にコミットさせる

個人が組織に感じる凝集性が低下すると，個人の心には不平・不満が生まれやすくなります。たとえば，頼りにして尊敬していた先輩が転職してしまい，人事異動で新しく来た課長が前の課長ほど感情労働ができないタイプだったとします。組織に感じる対人凝集性がとても低下してしまうことでしょう。

　また，組織が事業環境の変化に応じてビジネスモデルを修正したとします。たとえば同業他社と品質で差別化する戦略から事業規模の拡大路線に転換する，などの修正があった場合には品質の追求にコミットしていた従業員は課題達成凝集性が低下することでしょう。

　いずれの凝集性の低下についても，上司は部下の不満の矢面に立つ立場なので，部下は上司に不平・不満を募らせやすくなります。組織への不満が上司に集中しやすいのです。こんなとき，どのようなカウンセリングが必要なのでしょうか？

　カウンセリングでは個人の不平・不満に共感し，個人を支えることが絶対的に必要です。ですが，その一方で上司や組織を「敵」と見なす気持ちを支持するだけでは，個人と上司または組織との関係を破綻させてしまうかもしれません。CBTとIPTはこのような時に生物・心理・社会モデルに基づいて事態を客観的に考えさせてくれます。そして，個人と上司または組織の関係を最適化に導く可能性を示唆してくれます。

　もちろん，関係の改善が不可能な事例や個人のキャリア展開が上司や組織からの卒業を求めている場合もあります。このような場合はCBTやIPTも改善という意味では無力です。ただ，関係の最適化や改善の可能性を探っても不可能だったという場合と不平・不満の勢いに任せて卒業してしまうのとでは，クライエント自身も担当のカウンセラーもその後の納得感が違うことでしょう。最適化を考えるCBTとIPTを経ることで，仮に関係の破綻という結果に至ったとしても，後ろ髪を引かれることなく次に向かえるメリットは小さくはないと言えるでしょう。

1-8 CBT と IPT でできること

たとえば,「自分だけが感情労働をさせられて…」と疲れや不満が溜まってきた C さんに CBT と IPT は何ができるのでしょうか？ CBT では,まずは C さんが何をどのように体験しているのか,ワークシート（図 1-8）を活用して生物・心理・社会モデルに沿って丁寧に聞き取ります（アセスメント）。

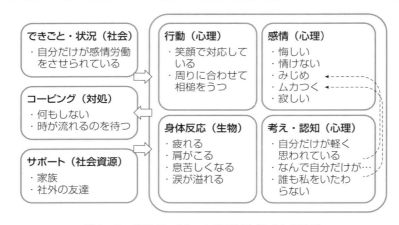

図 1-8：CBT ワークシートの記入例（C さんの場合）

図 1-8 のように心理はさらに認知・行動・感情の循環もアセスメントします。また,さらに認知,行動,身体,感情の関係を「→（矢印）」でつなぐこともあります。たとえば,「なんで自分だけ…」という認知が「みじめ」「ムカつく」の元になっている場合は図のように「→」でつなぎます。もちろん,矢印はもっとたくさん付く場合もあります。

なお,CBT では図 1-8 のように原則として,状況や出来事といった社会的要因が心理や身体といった個人内要因に影響するという順番で考えます。そして,その場でどのように耐えたか（対応したか）をコーピング（ストレス対処行動）として,そしてクライエントの助けや支えとなるものをサポート（社会資源）として丁寧に聞き取ります。その上で,「何を変えたいか,変えたくないか」を「何を変えられそうか,変えられそうにないか」を話し合うことが基本的なカウンセリングの手続きです。

一方でIPTは「できごと・状況」の対人関係部分だけに集中して考えます。そして，その「できごと・状況」がIPTにおける4つの問題領域（第4章参照）のどれに該当するかアセスメントします。その上で，個人内要因（主に行動とコーピング）がどのように「できごと・状況」に影響していそうか考えます（図1-9）。そして，何をしたら何が変わりそうか考えるのです。

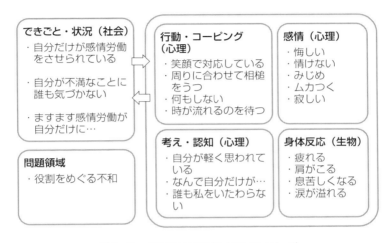

図1-9：IPTによるアセスメントのイメージ

なお，IPTでは対人関係におけるコミュニケーションに焦点を当てるので必ずしもワークシートを使うわけではありません。ただし，筆者の実践では情緒的な混乱が比較的小さいクライエントなら形にすることで理解が深まることが多い印象があります。可能な場合にはワークシートにしてみることもあります。

第2章 CBT と IPT のコツ
──職場での願望との上手な付き合い方

● この章のポイント

> CBT も IPT も効果的に使いこなすにはクライエントの営む物語に参加する必要があります。参加の入り口はクライエントの願望に注目することです。願望は物語の舞台設定とも言える葛藤（欲求不満）と状況や背景が反映されています。これらをよく理解する中でクライエントの「これまでの物語」と「これからの物語」を共に歩む仲間になりましょう。これがラポールであり同盟関係であり，関係構築なのです。なお，願望には心理療法と脳科学が考察してきた一定の法則があります。この法則を理解すると願望を捉えやすくなります。
>
> また，CBT と IPT は現実検討，現実受容，問題解決を支援する強力な技法です。時にカウンセラーが使いこなせずに，逆に技法に使われてしまうことがあります。このような問題を避けるために，クライエントの願望への注目と尊重をカウンセリングの "Step 0（絶対的な基盤）" として逐次立ち返るべき姿勢としましょう。

2-1 関係構築は「物語」の理解から
──カウンセリングの 3 steps モデル

　生物としてのヒトの特徴は過去・現在・未来にわたる自分を主人公とした物語を生きることです（杉山・井上，2018）。そして，心理カウンセリングの基本は関係構築です。物語の理解は関係構築には欠かせません。

　関係構築はラポール（信頼関係）や同盟というキーワードで論じられますが，信頼や同盟は "これまでの物語" と "これからの物語" を共に歩む仲間になることで深まります。CBT と IPT の活用もクライエントという物語の理解から始める必要があるのです。

　図2-1は精神科医・久保田亮（1961-2013）が考案した効果的なカウンセリングプロセスの3 Stepsモデルです（杉山・井上，2018）。図にあるように関係構築（Step 0：ZERO）からスタートし，現実検討と現実受容の支援（Step 1），問題解決の支援（Step 2）に展開し，事例の必要に応じて Step 0 から Step 2 を行き来するイメージです。事例の展開に応じてセッションごと

に手厚くなる Step は変わりますが，各セッションで Step 0 から Step 2 を行き来できることが理想的だと言えます（杉山・井上，2018）。

Steps	目標	技法・方法	分類
Step 2	問題解決	認知再構成法	CBT
		行動実験	
		行動活性化	
		自己強化	
		マインドフルネス	
		コミュニケーション実験	IPT
Step 1	現実検討	アセスメントシートの作成	CBT
	現実受容	損益比較	
		コミュニケーション分析	IPT
		同席面接	
		Step 2 の結果確認	
Step 0	関係構築	願望への注目	傾聴
		葛藤（欲求不満）の理解	
		状況・背景の理解	

図 2-1：カウンセリングプロセスの 3 Steps モデル

2-2 CBT と IPT の弱点

実は CBT と IPT には大きな弱点があります。CBT も IPT も現実検討，現実受容，そして問題解決といった良い変化を事例にもたらす強力な技法です。ですが，この強力さこそが CBT と IPT の最大の弱点なのです。

なぜなら，クライエントに親身になればなるほどカウンセラーはクライアントを早く楽にしてあげたい，もっと活かしてあげたい…と願うものです。CBT と IPT を身に着けたカウンセラーはそのプロセスをイメージできてしまいます。イメージできてしまうと，「早く，もっと」という願いからついつい拙速に助言や提案をしてしまうのです。言い換えれば，CBT と IPT を使いこなすのではなく，CBT と IPT にカウンセラーが使われてしまっているような

状態になりやすいのです。

　結果的にクライエントの気持ちが追いつかないうちに，そしてクライエントの個性や状況に応じたカスタマイズが不十分なままに助言や提案をしてしまうことになります。「木を見て森を見ず」ではありませんが，「技法を見て人を見ず」に陥りやすいのが CBT と IPT なのです。特に CBT はこのリスクが高いので，CBT における関係構築そのものが議論されているほどです（e.g., 杉山ら，2012）。

　この弱点を回避するためには，十分に Step 0 を行う必要があります。また，現実検討や現実受容，問題解決が進むとクライエントの物語はセッション中にも進展します。私たちカウンセラーは物語の進展をしっかりフォローしていなくてはなりません。したがって，「Step 0 から Step 2 を行き来する」という 3 Steps モデルの理想的展開をなおさら丁寧に行う必要があるのです。

2-3　効果的な Step 0 （関係構築）のコツ①
最悪な対応とは

　ここで効果的な Step 0 のコツをご紹介しましょう。まず，このモデルで「Step 0」と称するのは「これなくしてカウンセリングは成立し得ない」という意味です。この問題を考えるために，一つの事例をご紹介しましょう。

　30歳前後の男性，準一流大学卒で基本的なスペックは高い優秀な方です。しかし，職場内のプレゼンテーションで語り方が雄弁過ぎて尊大に映るときと，オドオドと口ごもって自信がなさそうに見えるときの態度の落差が激しく，支持を得られるプレゼンができません。企画や提案が通らないばかりか，当初は好意的だった上司からも同僚からも呆れられて尊重されません。社外でこのような態度を見せてしまうとビジネスに影響するという判断で，内勤以外の仕事を与えてもらえません。職場ではローパフォーマー，言い換えれば職場の劣等生として上長指導の対象として扱われています。

　上長の勧めでカウンセリングに来談しましたが，「自分には何の問題もありません。プレゼンさえうまくできれば，自分はもっとうまくいくのです。カウンセリングより，むしろプレゼン研修が必要だと思います。」と訴えました。あなたなら，このようなクライエントにどのように対応するでしょうか。

最悪の対応は「プレゼン研修が必要と感じているのですね。よくわかります。私のところに良い研修の資料がありますので差し上げましょう。」とカウンセリングを終わらせてしまうことです。この対応の何が最悪かと言うと，クライエントの言葉尻に反応しただけで，クライエントが生きている物語に注目していないからです。

2-4 効果的な Step 0 （関係構築）のコツ②
クライエントの願望に注目しよう

　では，このクライエントにはどのように対応するべきなのでしょうか？　名人と言われるカウンセラーはクライエントの願望に注目します。この事例であれば「プレゼンさえうまくなれば，自分はもっとうまくいく」と訴えているのです。「プレゼンがうまくなりたい」そして「もっとうまくやりたい」という願望が見て取れます。

　良いカウンセラーはこのようなクライエントの願望を見逃しません。なぜなら，願望にはクライエントの物語が凝縮されているからです。物語の構成や展開は多くの場合で「状況・背景→葛藤（欲求不満）→願望」の形になります。願望を捉えればその背景にある葛藤やクライエントの置かれている状況，さらにはクライエントの空想や世界の捉え方（物語の舞台設定）にまで至ることができるのです。したがって，カウンセラーにはクライエントの願望に注目する習慣が必要なのです。

　このことは米国を中心に展開された実証的な心理療法の効果要因研究の一つ，共通要因アプローチ（e.g., 前田, 2007）でも重視されています。共通要因とは関係構築要因のことです。このアプローチではクライエントの願望に共感し，受け入れることが効果的な関係構築のポイントであると示唆しています。クライエントの願望をキャッチして願望を手がかりにカウンセリングを展開することは，すでに効果的なカウンセリングの必須要件になっていると言えるでしょう。

2-5 効果的な Step 0 （関係構築）のコツ③
具体的な対応例

事例のようなクライエントであれば，たとえば次のような対応が考えられます。

「職場でもっとうまくいけばいい…と思っているのですね。そして，あなたにとって良いプレゼンをすることがその手段なのですね。」

「カウンセリングはプレゼン研修ではありませんが，プレゼンがうまくできるようにご一緒に考えられることもあるかもしれません。カウンセリングが役立たないと思えばいつでも辞められますので，今日はご一緒に考えてみませんか？」

このように誘導することで，より表面的な「プレゼンをうまくやりたい」という願望と同盟が作れます。願望は表面的なほどクライエントを脅かしません。そこで，関係構築のスタートとしては，まずはより表面的な方を同盟の手がかりにすることが安全と言えます。

この事例の場合はもう一つ「職場でうまくやる」という願望もあります。この願望は相対的にクライエントの本質的な願望に近いものです。安易に本質に近いところに介入すると敏感なクライエントだったら脅かされたように感じるかもしれません。これはクライエントとカウンセラーの相性も影響することですが，時間的に余裕があればやや慎重に介入するほうが無難だと言えるでしょう。

しかし，最終的には本質に近い願望とも同盟を結ばなければ効果的なカウンセリングにはなりません。この事例ならプレゼンという手がかりを活かして次のような対応が考えられます。

「プレゼンがうまくできると，職場ではどのような変化がありそうでしょうか。」

「職場がどのようになっていれば，本当は嬉しいのでしょうか。」

このように誘導することでクライエントの葛藤や欲求不満が語られ始めると，物語により深く関与できることになります。最終的にはクライエントにどのように職場が映っているのか，職場をどのように体験しているのか，まで言及してもらえれば，物語の概要はつかめることでしょう。私たちカウンセラー

は，このようにして物語に接近し，物語の受容，共感を通して「ご一緒に願望を叶えましょう」というラポール，同盟関係を築くことが重要です。

2-6 勤労者の願望の本質を読み解くコツ①
快楽と苦痛に由来する願望

さて，クライエントの願望はクライエントの数だけ様々ではありますが，人の願望には一定の法則があります（表2-1）。この法則が物語の舞台となる状況や葛藤の中で様々な形を取るわけですが，その大元とも言える法則を知っておくと，願望を読み取りやすくなります。ここでは，心理療法の考察と脳科学が解明した願望の法則をご紹介しましょう。

願望の種類	職場での顕れ方の例	特徴
快楽追求と苦痛の排除	負担を減らす 休み・休憩が欲しい 美味しいものが欲しい 報酬が欲しい	衝動的だが満たされやすく完結しやすい。一方で繰り返し発生する。
好き嫌い	親密な人と仕事をしたい 気に入らないやつとは組みたくない 業界の雰囲気やビジネスモデルに共感できない	一時的には阻害されても我慢できるが，長期に渡ると魂が削ぎ落される。
	キャリア・アンカー RIASECモデル	キャリア支援理論
所属と自尊	仲間になりたい でも優位に立ちたい 所属先が欲しい （組織で）上に行きたい バカにされたくない 誰かを見下して地位を確認したい	社会的安全の維持と関わる願望で，エスカレートすると上下関係に過敏で他者への攻撃性にも発展する
理想追及	成し遂げたい 達成したい	自己実現

表2-1：さまざまな願望

まず，より原始的な願望から紹介しましょう。ヒトに限らずあらゆる生物は快楽を追求して苦痛を排除したいという根本的な願望を持っています。この願望は職場では「仕事の負担を減らしたい」「休みや休憩はちゃんと欲しい」「（仕事の合間でも）美味しいものを口にしたい」という形になることが多いです。また，ヒトにとっては金銭的な報酬や役得とも言える特典も快楽と深く結

びついているので,「もっと金銭がほしい」「なにか特典がほしい」という願望になる場合もあります。この種の願望は短期間に急激に高まることがあり，衝動的です。ただし，刹那的で満たされやすく，比較的物語として完結しやすいこともあります。ただし，環境と本人の個性次第では繰り返し同じ願望に突き動かされる事例もあります。

2-7 勤労者の願望の本質を読み解くコツ②　好き嫌いに由来する願望

次に志向性，価値観と言われる願望があります。この種の願望は好き嫌いに由来するものです。衝動性がすぐに高まるものではないので，一時的には我慢や無理もできます。ただ，無理が続くと魂が削ぎ落とされるかのように気分的な疲れが蓄積して，慢性的な気分不調に陥りやすいものです。メンタルヘルスの問題のリスクにもなります。

職場でありがちな例としては，「親密で愛着のある人々と仕事がしたい」，「気に入らないやつとは仕事がしたくない」といった人に対する好き嫌いとして顕れる場合があります。また，「業界の雰囲気やビジネスモデルに共感できない」，などの悩みもこの種の願望が背景にある場合があります。企業風土や企業文化といった価値観が合わない，という問題もこの一種です。

この他には，キャリアコンサルティングではマッチング開発の支援で重要になることが多いE. Schein（1928-）のキャリア・アンカーやJ. Holland（1919-2008）のRIASECモデルなどの理論はこのタイプの願望を理論化したものです（杉山ら，2018）。

2-8 勤労者の願望の本質を読み解くコツ③　ヒトの複雑さを表す願望

次にヒトの社会的な複雑さを表す願望として，「仲間になりたい，でも優位に立ちたい」という葛藤を招きやすい願望があります。この願望は精神分析の文脈で長く考察されてきました（杉山，2013）。自分の社会的安全をより確実にしたいというヒトとして本質的な願望の一つで，脳科学でも目的意識をもたらす脳として注目されています（e.g., 苧坂，2016；杉山，2014）。なお，A.

Maslow（1908-1970）の欲求階層説に詳しい方なら「愛情と所属の欲求」における「所属の欲求」と，より高次とされている「尊敬・自尊の欲求」の矛盾と理解することもできるかもしれません。

この願望は職場の人間関係や組織内での自分の位置づけと関わります。位置づけを維持するために「バカにされたくない」「誰かを見下して地位を確認したい」といった願望になることもあります。上下関係を意識するあまり，他者に攻撃的な願望になる場合もあります。このような願望が渦巻く職場はメンタルヘルスの不調が増えやすくなる印象があります。

また，勤労者の物語とより密接に関わるので，何かと複雑になりがちな印象があります。たとえば，事例のクライエントは呆れられて尊重されていない職場の状況の中で「うまくやる」という願望を持っていました。そして，この願望についてお話をしている中で，「自分は尊敬されなければダメなんだ」というもっと明確な願望が浮かび上がってきました。クライエントには「優位に立ちたい」という強い願望があったのです。

カウンセラーとして次に理解したいのは「優位に立ちたい」の理由です。願望には必ずその理由があります。ここに興味を持つことが物語に接近するための2つ目のポイントです。ここでも生物・心理・社会モデルにもとづいて，どこに理由があるのか検討することになります。

このクライエントの場合は，①個性として有意な立場でないと納得できない性格なのか（生物と心理にわたる要因），②優劣を競い合う環境なのか（社会要因），③優劣を競い合う環境のように本人に見えているのか（心理と社会にわたる要因），という3つの仮説を立てることができます。そこで，「尊敬されたいですよね…。でも，尊敬されていないとどうしてもダメなんでしょうか？」と問いかけてみました。すると次のようなお答えになりました。

「立場が悪いままだと，上に上がっていけない。上に上がれないと役職定年の後や定年退職後の年金生活で不利な立場になってしまう。」

このお答えから，このクライエントは自分の将来の不利な立場や惨めな状況を恐れていたことがわかります。どうやらクライエントはプレゼン中に将来への不安に怯えるあまり，実力を誇示しようと変に雄弁になったり，急に怖くなって口ごもってしまっていたようです。

なお，この願望よりやや高次の願望として「何かを成し遂げたい」「達成したい」という理想追求の願望もあります。この願望は計画性と将来への期待や希望から成り立っており，自己実現と表現されることもあります。他の欲求と連動すると「野心」や「挑戦性」とも言われることがあります。この願望が共感されると周りに感動を呼びます。一方で共感が得られないと個人の気持ちが組織から離れる原因になったり，組織内で冷遇されるきっかけになったりもします。

2-9 明らかになった願望と理由を物語として整理する

これまでに浮上してきた事柄を「状況・背景→葛藤（欲求不満）→願望」の枠組みで整理してみましょう（表2-2）。状況・背景として，このクライエントは「職場でプレゼンテーションをする」という状況ではなく，心理的には「惨めな未来」という状況に置かれているようです。そこで，「こんな未来は嫌だ」という葛藤と欲求不満を抱え，「尊敬されなければヤバイ！！」という願望を持つに至ったようです。そして，この物語は「プレゼンで評価されない」という現実において，完結できずにこの人を疲弊させていたものと考えられます。

	状況・背景	→	葛藤 （欲求不満）	→	願望
表面的物語	プレゼンで評価 されない	→	評価（尊敬） されたい	→	プレゼン研修を受けたい
内面的物語	惨めな未来	→	こんな未来 は嫌だ	→	尊敬（評価）されて 未来を変えたい

表2-2：表面的な物語と内面の物語

このようにクライエントの多くは，完結できない物語を抱えて来談します。カウンセラーはこの物語を見つけ出し，合理的な完結に向けて物語に参加するからラポールや同盟が作れるのです。

このクライエントの場合は「将来が不安ですよね。上に上がれるようにご一緒にできることを探しましょう。まずはプレゼン中に不安になることから何と

かできるように考えましょう。」と同盟関係を結ぶことになります。間違っても「上手なプレゼンが求められる状況で，プレゼンで評価されないという葛藤を抱え，プレゼン研修を受けたいという願望を持っている。」という表面的な物語への参加に留まってはいけません。「(職場で) もっとうまく」という願望を見逃さずに，より本質的な物語に参加できるように心がけましょう。

2-10 Step 0 から Step 1 （現実検討・現実受容）へ

「はじめに」で紹介したように，カウンセリングは傾聴だけでなく，効果的な助言や提案も必要です。ただ，カウンセリングで行う助言や提案ですから，教唆や説教のようになってはいけません。あくまでも，クライエントを尊重する雰囲気の中で，柔らかく現実検討や現実受容を促すことが重要です。

ここで良い方法の一つが第1章の図1-8のワークシートを用いたカウンセリングです。事例のクライエントにもまずはCBTのワークシートによる状況の整理を提案して，ご一緒に描いてみました（図2-2）。CBTではまずはこのようにワークシートを描いて，この結果をご本人に評価してもらいます。そして，どこをどのように変えたら事態がより良くなりそうかご一緒に考えます。

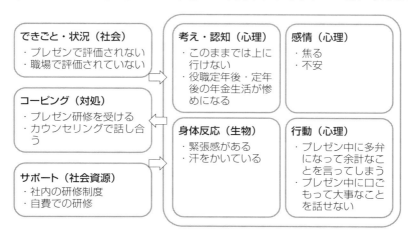

図2-2：ワークシートによる現実検討・現実受容

この事例の場合は「上司も同僚も呆れて，尊重していない」という対人関係の問題も抱えています。彼の存在で職場の雰囲気も悪くなっていることでしょう。来談直後は職場の人間関係には目を向けていなかったクライエントですが，周囲に尊重されていない環境は心理的な苦痛を生み出します。この苦痛が悲観的な連想を呼び，将来を更に悲観させていることは考えられることです。
　そこで，対人関係に目が向いたタイミングでIPTを導入することも視野に入れて，第1章の図1-9のワークシートで，予め分かる範囲でアセスメントをしておきました（図2-3）。このクライエントの場合は上司や同僚をそもそもライバルと思っているところがあるので，本人が職場で周りの人たちに余所余所しい態度をとっているようでした。そして，周りをライバルと思うことで意欲が湧いてくるところがあり，この意欲を仕事の原動力にしていました。同僚や上司をライバルと感じなくなった時に原動力を失う可能性もあるので，安易に対人関係を変えるような助言や提案はするべきではありません。ですが，このようにアセスメントしておくことで，CBTの介入を通して自分の「みんなライバルだ」「将来が不安すぎる」といった自分の捉え方に疑問を持った時に，対人関係について検討する準備ができます。また，企業の依頼の中で行っているカウンセリングであれば，上司や人事担当者が助言を求める場合もあります。アセスメントやワークシートを直接見せることは守秘義務の関係で難しいことが多いですが，適切な助言を考える参考にできるでしょう。

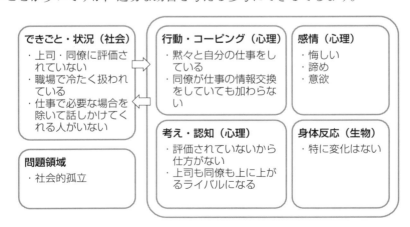

図2-3：ワークシートによる対人関係の検討

2-11 CBTとIPTを人事担当者や上長への助言に活かすコツ

　人事担当者および上長に助言を行う必要があるときは，まずは彼らが本人の何に困っているのかを確認します。これは言い換えれば，彼らが生きているクライエントとの物語へのアプローチです。したがって，彼らが本人に対してどのような願望を持っているかに注目するところから始まります。

　筆者は彼らの生きている物語に共感し，その願望を踏まえて「どのように扱うべきなのか」「どのように扱ってはいけないのか」をご一緒に考えるように心がけています。CBTとIPTのアセスメントを通して，どのような状況や雰囲気，または刺激にどのように反応するか，といった本人のパターンが見えてきます。それを職場の実際に置き換えて，彼らにお伝えするのです。お伝えした後はカウンセラーからの話について彼らがどのように感じたのか，傾聴するように努めましょう。

　また，彼らの願望は本人の願望とはかけ離れていることもあります。たとえば，休職中のクライエントは元の職場への復職を望んでいる一方で，彼らは別の部署，または関連会社への出向や転籍を望んでいる…等の場合です。このような場合は，彼らの望んでいる展開に本人が身をおいたとき，主に心理要因がどのように反応しそうか仮説を立ててご一緒に考えることになります。可能な限り第1章に基づいて，本人に与える刺激（職場の上司や同僚の態度）が変われば本人の心理も変わる可能性についても話し合いましょう。

　最後に，現実検討の一つの方法として上長や人事担当者などの関係者とクライエントが同席して話し合う「同席面接」という方法があります。この方法は双方が捉えている「現実」の齟齬を解消するのに有効な方法です。ただ，カウンセラーの立場でこの方法を用いることは慎重に考えたほうが良いことが多いです。特にクライエントに対してですが，クライエントの物語に参加する仲間として認知されている場合，カウンセラーが中立的な態度をとってしまうとクライエントが裏切られたような気持ちになってしまうのです。仮に行わざるを得ないとしたら，クライエント本人とは同席面接のためのカウンセリングを設定しましょう。同席面接の場でのクライエントが納得するカウンセラーの態度や話題にする内容を話し合っておいたほうが良いでしょう。

また関係者にも何を目的に同席するのか予め面談を重ねておきましょう。現実を見つめる作業は時に苦しく，特に同席面接では双方のどちらも傷つかずに行うことは難しいことが多いのです。

2-12 Step 1，Step 2 で心がけること

CBT，IPT のコツを紹介してきましたが，この章の最後にこれらを活用するカウンセラーが Step 1，Step 2 で心がけるべきことをご紹介しましょう。

❶クライエントの「here and now（今ここで）」から**離れない**
　クライエントの現在の生活の中で進行中の問題を扱います。生育歴や過去のエピソードを扱ってはいけないということではありませんが，あくまでクライエント理解の一助のために必要であるという意図がある場合に限られます。

❷現在の状況を自己コントロールできるようサポートする
　人の心の健康にとって，「自分でなんとかできる」という自己コントロールの感覚は，とても重要です。これが持てないと人や環境に振り回されてしまい，自己卑下や自暴自棄に陥ったり，不全感にさいなまれて絶望したり，心が沈み込むといったことにもなりえます。

　そのために，周囲から得られるかもしれない援助に気づいたり，実際に家族や友人，職場の人などのサポート資源を活用することも重要です。また，クライエントを支えてくれるサポーターを増やすために，新しい人間関係をつくる取り組みが必要なこともあります。

ダウンロード資料のご案内

　本書で用いられているワークシートのテンプレートをダウンロードできます。金子書房ホームページにある本書の紹介ページにアクセスしてください（http://www.kanekoshobo.co.jp/book/b432470.html）。ダウンロード資料のアイコンを選択し，以下のユーザー名とパスワードを入力してください。

　　　ユーザー名：cbtandipt　　　パスワード：snk3271

第3章 "心"を整える
──CBT の上手な使い方

● この章のポイント

> 効果的な CBT のポイントはセルフ・モニタリングです。クライエントが自分自身を観察して,「どのように考えたら, どのように行動したら, 自分がどうなるのか」を発見することが重要です。そのため, 自分を発見する余裕がないクライエント, 特に情緒的に混乱しているクライエントには CBT 以前の心理支援が必要で,「Step 0」や「CBT の効果を謳う効果」を活用しましょう。
> CBT を活用可能なクライエントだったら,「心の癖(認知)のリストラ」,「行動の最適化(行動実験)」,「感情の最適化(心のスポットライトの調整)」などの手続きで, 認知, 行動, 感情の最適化を目指します。ここでカウンセラーが意識するべき態度は「認知が変われば, 感情が変わる, 行動も変わる」,「行動が変われば, 考え方が変わる, 感情が変わる」,「嫌がれば嫌がるほど, 嫌なものが目に入る」の3つです。クライエントの願望や物語を共感・支持しつつ, ジムのトレーナーか習い事の先生のような態度でより良いクライエント像をご一緒に探すように努めましょう。
> なお, CBT はクライエントに CBT 的な態度に共感してもらう必要があります。したがって, どの方法を活用するかはクライエントが共感しやすいところから始める必要があります。

3-1 CBT 導入の基礎のキソ

この章では CBT の使い方をご紹介します。まずは CBT の導入からご紹介したいと思います。実は導入のプロセスそのものはすでに第2章2-10でご紹介しています。2-10ではカウンセリングの入り口である Step 0 でクライエントの物語を教えていただき, ワークシートを用いてお困りの状況を整理しましたが, すでにここから CBT は始まっています。

特に「CBT をやりましょう」とか「ワークシートを使ってみましょう」などと CBT を説明する必要もありません。「書き出して状況を整理してみましょうか」といった自然な対話の流れで導入しましょう。クライエントは自分の物語を語ってくれているので話の腰を折らない事が重要です。なので,

CBT について説明せずに，自然に導入するほうが良いのです。

次に，CBT が効果を出すために最も重要なことは「セルフ・モニタリング」です。自分自身をモニタリングできるから，自分自身を最適化できるのです。ワークシートに書き出す方法は「外在化」とも呼ばれますが，この主目的はクライエントの内面を「外」に書き出すことで，自分でモニタリングしやすくするためなのです。

そのため，セルフ・モニタリングができないときは CBT の活用は難しいです。たとえば，CBT は小学生以下の子どもにあまり活用されませんが，これはモニタリングが難しいからです。成人の場合も怒りなど感情が高ぶっているときや，悩み事が深刻すぎて考えていると激しい心の痛みが伴うような場合，そして主体性がなく問題から逃げがちな人には CBT を行いにくくなります。

ただ，成人の場合は行いにくくても出来ないわけではありません。この章では，まずは CBT の行い方を紹介し，次に怒りや心の痛みなど情緒的混乱があるクライエントへの対応をご紹介しましょう。

3-2 情緒的混乱が激しいクライエントの場合

筆者の経験の中では CBT についてよく調べて CBT を希望して来談したにもかかわらず，考え始めると激しい怒りに振り回されたり，涙が止まらなくなるなどの状態になってしまったクライエントもいました。このようなクライエントは感情のパワーで物語の中心に縛り付けられているような状態です。外在化はクライエントの意識を物語の中心から引き離すことでモニタリングしやすくする方法なのですが，物語に縛り付ける力（情緒的混乱）が強すぎると簡単には外に出られないのです。

その際は Step 0 に立ち戻って，クライエントの願望を丁寧に聴きながら「心強い仲間」と思ってもらえるように善処しましょう。心の痛みは他者に共感されて，心強い仲間や味方を得て希望を持つことで軽減します。筆者の場合はじっくりと傾聴することに加えて，「私もがんばりますから，ご一緒に何ができるか考えましょう。」などの仲間がいる安心感や希望の提供，そして「難しい状況を耐えて来られたのですね。ご立派ですね。」などの自尊心の再保証

を心がけています。

3-3 CBTの「効果を謳う効果」

なお，CBTの「効果を謳う効果（杉山ら，2012）」も上手に活用したい特色の一つです。CBTは効果検証を積み重ねた技法で構成されているので，「効果があります」と積極的に謳ってきています。実はこのプロパガンダがCBTの効果要因の一つなのです。

実は「希望（プラセボ）」はカウンセリングに効果をもたらす重要な要因の一つとされています（前田，2007）。また，近年の脳科学でも未来（目標—自己の反応—結果）の展望を司る脳は苦痛を緩和する効果があることが示唆されています（大平，2004）。つまり，「このカウンセリングを続けていれば，きっと良くなる」という希望に大きな効果があるのです。

たとえば，筆者の場合はクライエントに次のようにお話することがあります。

「実はカウンセリングではお悩みやお気持ちを軽くする方法がいろいろと開発されています。ご一緒に参考にしてみませんか？」

「問題解決が上手い人の考え方が研究されて明らかになっています。参考にしてみると，いい考え方が見つかるかもしれません。」

もちろん，過度な期待を与えてはいけません。しかし，カウンセリングに希望を持ってもらうことは実証されている効果要因です。また，クライエントの願望や物語を共有するという「Step 0」を深めてクライエントに主体的になってもらうためにも，物語のいい結末を共有する必要があるのです。

3-3-1 心の癖をリストラする方法：認知再構成法

さて，ここからはCBTの技法の実際をご紹介します。まずは代表的な技法の一つ認知再構成法をご紹介しましょう。この方法におけるスローガンは「認知が変われば，感情が変わる，行動も変わる」です。また，この技法は英語では"cognitive restructure"と呼ばれています。つまり，「心の癖のリストラ」です。手続きを簡単に説明すると"心の癖（認知）へのセルフ・モニタリング

を充実させて見直す"と言えます（杉山，2016）。

　筆者の印象では自分の存在意義に悩む人，職場における気分的な問題に悩む人，考え込みやすい人に向いているように思われます。一方で他罰的で自己中心的な人にはあまり向かない印象があります。カウンセラーから「他人のことを考えるより自分について考えたほうが効果的ですよ。」などと促しても自分の心の癖を考えられない場合は，他の方法のほうがいいでしょう。

　認知再構成法の展開は次のようになります。

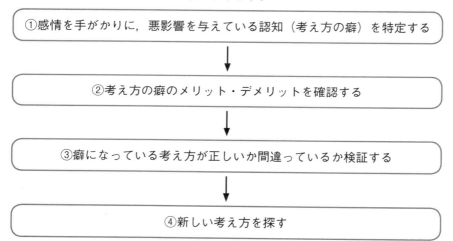

①感情を手がかりに，悪影響を与えている認知（考え方の癖）を特定する

②考え方の癖のメリット・デメリットを確認する

③癖になっている考え方が正しいか間違っているか検証する

④新しい考え方を探す

　この技法で言う認知とは自動的に湧き上がってくる考え方の癖のことです。CBTでは自動思考と呼びます。考え方に癖があると物事の捉え方が偏ってきてしまいます。そうすると行動も感情も偏ります。

　たとえば，何かにつけて「自分はだめだ」と考える癖があったとすると，この考えが浮かぶたびに落ち込んで悲しくなってしまうでしょう。また，落ち込んだ気分では身近にチャンスやいい出来事があっても目に入らなかったりします。物事にも消極的になって，活動全般も停滞することでしょう。

　結果として，仕事で成果が出なかったり，人間関係も回避的になって職場で浮いてしまったりします。認知再構成法は，このような望ましくない結果の素になっている考え方の癖を発見して，その癖との最適な付き合い方を見つける方法です。

もちろん，癖にはデメリットばかりではなく，メリットもあります。心の癖は何かしらそう考えることのメリットがあったから癖になっていることが多いのです。人生のどこかの段階では役立つものだったことがほとんどで，そのため本人はその心の癖が正しいと思っています。ですが，今の暮らしの中ではデメリットが増えているからクライエントは困っているのです。そこで心の癖を発見して，メリットの最大化とデメリットの最小化を目指す技法が認知再構成法なのです。

3-3-2　①認知を特定する：上司との関係に悩むDさんの3つのカラム

　認知の特定は図3-1のようなワークシートを使って3つのカラム法で行います。ここでは上司との関係に悩むDさんを例にご紹介しましょう。Dさんは上司とうまくいっていないという気持ちが強く，職場に通うのが憂鬱でした。もう耐えられないという気持ちが高まり転職を考えはじめましたが，頭の中が混乱していたのでカウンセリングで整理できるかもしれないと来談しました。Dさんの困りごとを聴く中で，Dさんには何らかの心の癖があるような印象を持ったカウンセラーが，「同じように人間関係に悩んだことはこれまでにもありましたか？」と尋ねました。するとDさんは少し考えて，中学校のころから時々あったと答えました。この答えは心の癖の影響を示唆するものです。そこでカウンセラーは「まずは，あなたの性格というか，特徴のようなものをご一緒に考えてみましょうか。」とこの方法を勧めました。Dさんの3つのカラムのワークシートが図3-1です。

認知再構成法：心の癖を発見する3つのカラム

あなたが最近気になる状況や場面について考えましょう。
あなたが最近気にしていること，困っていること，今考えたいことは何ですか？

　　　上司のこと

カラム1 できごと・状況：それは，どんなときにおこるのですか？

> 職場で上司に見張られている

カラム2 気持ち・感情：そのとき，どんな気持ちになりましたか？　また数字でその強さを表すとどのくらいですか？（例，こわい：30，あせる：40，嬉しい：30，など）

> こわい（40）
> 悲しい（30）
> （悪い意味で）ドキドキする（50） ←
> 不愉快（60） ←

カラム3 心のつぶやき・思考：そこで，心にマイクを当てたとします。あなたの心がつぶやいたこと（考えていたこと，心をよぎったこと）はなんでしょうか？（自動思考）

> 私は上司に嫌われている ────
> 上司は私がいないほうがいいと思っている
> 仕事にケチをつけようと狙っている ────

最後に カラム1～3はそれぞれどのようにつながっているか考えてみましょう。たとえば，3の内容で2の内容はどの程度説明できますか？　矢印でつないでみましょう。

図3-1：3つのカラム法のワークシート

図3-1に至るまでにカウンセラーがどのように誘導したのかご紹介しましょう。概要は次のような手順になっています。

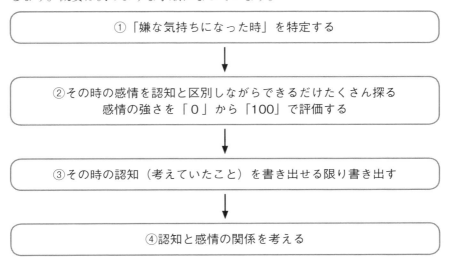

3-3-3　カラム1：「出来事・状況」の特定

カラム1ではクライエントに、「ここ最近であなたが"嫌な気持ちになったこと"を思い出してください。」とお願いします。もちろん、嫌な気持ちになった時を思い出すのも嫌なものなので、クライエントには負担を掛けることになります。なので、「思い出すのもご負担なので、もしできればなのですが…。」と無理強いする意志はないことをはっきりと示しながらお願いすることがポイントです。ただし、カウンセラーの潜在的な態度としては、「ここでちょっとがんばれたら、嫌な思いを繰り返さない素敵なあなたに成長できるでしょう。」という確信を持って、生徒を見守るトレーナーのような気持ちでお願いしましょう。

Dさんの場合は、最初は具体的な事柄や場面が思い浮かびにくかったのですが、「上司とのコミュニケーションでDさんが傷ついたとか、気分的なダメージを受けたときを挙げられるでしょうか？」とお願いするといくつか挙がりました。

なお、クライエントが「たくさんあって…」と特定できない場合は、「気に

なることリスト」のようなものを作ってもらいましょう。その中から,「一番気になるもの」を挙げるように勧めてください。「気になるもの」は最もクライエントへの影響が強いものである可能性が高いので基本的にはこのように勧めます。ただ,一番気になることについて考えると気分的な負担が高い場合もあります。そこで,「一番考えやすいものでもいいですよ。」という勧め方も添えてください。

3-3-4　カラム２：感情を探ろう

　ここでは,カラム１で特定した状況で,クライエントがどんな感情を体験していたかを探ります。ワークシートに書かれている質問を中心に「たとえば"こわい","あせる","嬉しい"といった形で,喜怒哀楽のどの感情を体験していたか教えてください。」と言葉を添える場合もあります。

　認知との区別について,たとえば「バカにするなという気持ち」が出てきたら,これは「認知」です。コラム２としては「腹が立つ」または「怒り」という感情を書き出す形になります。そして「もう感じていることはありませんか？」とできる限り洗い出していただくように勧めましょう。Ｄさんの場合は図３－１のようになっています。

　感情の横の数字は,感情の強さを表すものです。クライエントには「これまでの人生でその感情を最も強く感じた時を"100"として,どの程度の数字で表現すると"しっくり"きますか？」などと説明します。数字はクライエントの体感的な感情の強さを表すものなので厳密さにこだわる必要はありません。

3-3-5　カラム３：認知・心の癖のキャッチと感情との関係を分析

　ここでは,ワークシートの教示に加えて,「あなたの頭の中の"つぶやき"や"連想していたこと"が言葉になれば教えてください。」などと言葉を添えてはじめましょう。

　クライエントの頭の中は実は本人が気づいている以上に多くの考えが渦巻いています。心の癖はクライエントにとっては当たり前のことになっているので,自然には気づけないことがほとんどです。そこで「もうないかな？　他にはないかな？」ととことんまで探り出すことを応援してあげる姿勢,すなわち

トレーナーのような態度がここでも必要です。

　また，カラム2で書き出した感情を手掛かりにすることで，認知を見つけやすくなります。認知は感情と対応しているので，カラム2で書き出した感情を眺めていると，自然と心の癖が浮かんでくることもあります。クライエントがなかなか言葉に出来ないときは，「感情のカラムを眺めながら探してはどうでしょう。」と勧めてみることが有効な場合もあります。

　認知をキャッチできたら感情との対応関係を話し合ってみましょう。たとえば「ここで教えていただいた心の癖は感情に関係していそうでしょうか？」と問いかけて教えていただきましょう。なおこのプロセスでクライエントが感情的になっている場合もあります。クライエントの感情に共感しながら，カウンセラーも同じ感情を味わいつつ進めることが重要です。

3-3-6　損益比較のバランスシート①：損益比較への導入と心理教育

　ここでは心の癖のメリットとデメリットを洗い出す作業を行います。カウンセラーの誘導の言葉としては，筆者は次のようにお伝えすることが多いです。

　「心の癖についてお話してもいいでしょうか。心の癖は専門家の間では何かメリットがあったから身につけたと言われています。でも，お気に入りの夏服でも冬に着ると寒いですよね。今のあなたにはデメリットもあるかもしれません。メリットとデメリットを確認して上手に使ってみるのはいかがでしょうか？」

　CBTでは上の例のような助言のことを心理教育と呼んでいます。心の仕組みや性質を日常の言葉でお伝えすることがコツです。CBTでは随所でこのような心理教育を行いますが，クライエントが心理教育に共感して納得してくれることが重要です。なので，クライエントに理解してもらえるようにいろいろと言葉を変えたり，疑問に思ったことには丁寧に答えましょう。

　なお，カウンセラーが初学者のうちは疑問に答えきれないこともあるかもしれません。そんなときは「とてもいい質問ですね。大事なことなので，私も気になってきました。」などと疑問に対して再保証をした上で，その場でCBTの資料を一緒に読んでみることや次回までに調べておくという形で誠実に対応すると，心理教育に共感してもらいやすいようです。

3-3-7　損益比較のバランスシート②：心の癖の選択と評価

　次に心の癖から一つ選び出します。数字が大きい感情と対応する認知を扱うと効果が高いことが多いですが，クライエントの負担に配慮することが最も重要です。誘導の助言としては次のようなものになるでしょう。

　「数字が大きい感情とつながっている心の癖を扱うと良い変化が起こりやすいと言われています。でも，あなたのための時間なので，あなたが最も考えやすい，または気になる心の癖を選んでください。」

　クライエントが最も検討したい心の癖を選んだら，選びぬいたことに対して好意的な態度が取れるように心がけましょう。カウンセラーのこの態度が次のプロセスへのモチベーションになるのです。

　次は選びぬかれた「心の癖」にどのようなメリットがあるのか，クライエントに考えられる限り考えつくしてもらいます。どんなに考えても何も思いつかない場合は空欄でも構いません。ですが，心は意外と合理的なので何のメリットもなく心の癖を持つことは滅多にありません。そこで，「書き尽くしてもらう」というトレーナー的な態度で何か一つでもメリットを探してもらうほうがいいでしょう。なおデメリットも同じように考え尽くしてもらいましょう。

　メリット・デメリットを書き尽くしてもらったら，次は「効果のサイズ」を評価してもらいます。効果のサイズとはメリット，デメリットがクライエントの暮らしに与える影響力の大きさです。メリットは「これさえあれば，最高に幸せ」を「100」，デメリットは「死にたいくらい嫌になる」を「100」として体感的な数字を書き込んでもらいます。数字を書き出したら，メリットとデメリットのサイズを合計して比較しましょう。

　図3-2は損益比較の記入例です。この例ではこの心の癖のメリット「60」，デメリット「160」でした。デメリットが大きいのは明白ですが，この結果についてカウンセラーから評価するのではなくクライエントに「こうなりましたが，いかがでしょうか？」と評価をお願いする姿勢が重要です。

　なお，心の癖を服に例えると，「脱ぎ捨てるか，使い続けるか考えてみる」と言うこともできます。クライエントに意思決定していただくことになりますが，メリットが少しでもあると簡単にリストラできません。筆者は「夏服，冬服」の例えで心理教育を行うことが多いのですが，「使うときと使わないとき

選び出した心の癖	私は上司に嫌われている
長所（メリット）	短所（デメリット）
本当に嫌われていた時に傷つかずにすむ。(60)	嫌な気分になることがある。(40) 上司が嫌いになる。(60) 上司とコミュニケーションを取りにくくなる。(60)
合計　60	合計　160

図3-2：損益比較のワークシート

を区別して，心を着替えられるといいですね」と助言することもあります。仮にメリットが大きくて，「使い続けたい」とクライエントが希望した場合はデメリットを減らす使い方についてご一緒に考えましょう。

3-3-8　心の癖が正しい根拠と間違っている根拠の探索

　クライエントが心の癖に対して疑問を持って「見直したい」または「手放したい」と希望したら心の癖の検証のカラムに進みます。ここでは図3-3のように損益比較の結果，リストラの対象にした心の癖について，「本当である根拠（カラム4）」と「間違っている根拠（カラム5）」を検証します。

　ここでも「思いつく限り」書き出してもらうことが重要です。クライエントが書き出しきったら，「ご一緒に一つ一つ考えましょう」と検証に入ります。まず，図3-3のカラム4の「私はずっと嫌われてきた。人に好かれたことがない。」は「本当である証拠」にはなりません。全く具体性がないからです。カウンセラーの態度としては「私には，これも心の癖のように思えるのですが（いかがでしょうか？）」と柔らかく根拠にならないことを示唆してクライエントの反応を待ちましょう。なお，このように具体性のないことがらは「自伝的記憶の概括化」と呼ばれ，落ち込みやすい人に多いことが知られています（松本・望月，2012）。

　次に「上司は私には無表情に指示を出すことが多い。」「私の仕事にケチばかりつける。」などについては，「こんなことを聞くのも変かもしれませんが，こ

```
認知再構成法の心の癖の検証カラム

[カラム4]  もし，心の癖が本当ならば，その証拠はなにかありますか？

    私はずっと嫌われてきた。人に好かれたことがない。
    上司は私に無表情に指示を出すことが多い。
    私の仕事にケチばかりつける。

[カラム5]  もし，心の癖が間違っているとしたら，その証拠は何かありますか？

    私が困っていたら仕事をフォローしてくれたことがあった。
    懇親会では笑顔で話しかけてきた。
    年次査定を受けるときはプラスのことも言ってくれた。
```

図3-3：心の癖の検証カラム

れは"あなたにだけ"でしょうか？」と再考につながる質問をしてクライエントの反応を待ちましょう。このように「本当に証拠なのか？」と見直してみると，「証拠にならない証拠」が意外と多いことに気づける場合もあります。

　カラム5では心の癖が「本当じゃない証拠」を探ります。なかなか思いつかないクライエントには，「たとえば○○なことはありませんでしたか？」と問いかけてみましょう。実は人は嫌な出来事ほどインパクトが強く，より深く記憶するように作られています。その結果，素晴らしい事実があっても思い浮かばないことが多く，インパクトも弱いので過小評価していることが多いのです。カウンセラーとしては「本当にすごいことは"当たり前"のこと」という姿勢で，「それはすごい！！」とクライエントが見過ごしている素晴らしい事実を肯定する態度を心がけましょう。図3-3のカラム5もこのようなカウンセラーの態度の結果として出てきたものです。

　そして「間違っている証拠」が出揃ったら，クライエントに間違っている証拠について評価してもらいます。「これだけ間違っている証拠があるのだか

ら，心の癖は無視してもいいのかもしれない」という結論に一緒に到達できると理想的です。ただ，なかなか結論にたどり着けないクライエントも多いので，ゆっくりとクライエントの評価に付き合ってあげる姿勢も重要です。

3-3-9　新しい考え方の探索

心の癖を無視してもいいという結論にたどり着いたら，新しい考え方を探索するワークに入ります。図3-4のようなワークシートを使って，考えます。カラム6ではクライエントに考えていただくだけでなく，カウンセラーから「このように考える人もいるようですが，この考え方はあなたにとってはいかがでしょうか？」などと提案することもあります。もちろん主役はクライエントですが，カウンセラーは専門知識や経験値が豊富なプロフェッショナルです。プロとしてクライエントのオススメできる考え方であれば，クライエントが好まなかったら直ぐに取り下げる前提で提案することも重要です。

認知再構成法：認知の再構成カラム

カラム6　心の癖以外の考え方を使うとしたら，どのような考え方がいいでしょうか？

> 上司は上司の役割をやってるだけ
> 仕事が多いと表情を作る余裕がない上司なだけ
> 私は特に悪く思われているわけではない

カラム7　新しい考え方を使うと，カラム2で書き出した気持ちはどのように変化しますか？　変化を数字で表してみましょう。

> こわい（40→20）　　悲しい（30→10）
> （悪い意味で）ドキドキする（50→20）
> 不愉快（60→10）

図3-4：認知の再構成カラム

新しい考え方の候補が出揃ったところで，新しい考え方をするとカラム2で書き出した感情がどのように変化しそうかクライエントに評価していただきます。評価の方法は「不愉快（60→10）」のように，体感的な変化量を表してもらうことがポイントです。また，カラム2で書き出した以外に，新しい考え方で新しい感情が生まれていないかも尋ねるように心がけましょう。

3-3-10 「新型うつ」を思わせるEさんの行動最適化

　ここからは，職場の居心地を最適化する行動計画を発見する技法をご紹介します。この技法のスローガンは「行動が変われば，考え方が変わる，感情が変わる」です。セルフ・モニタリングの対象は「行動」のみです。なので，筆者の印象では自分について考える余裕がない人，行動力が豊かで短期目標に強い人，などに向いているように思われます。

　この技法は次のように展開します。

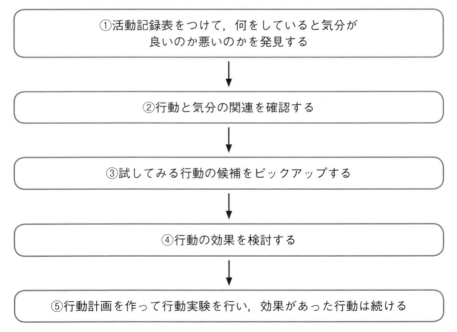

ここでは仮に「仕事と上司が嫌で仕方がないEさん」を例にして考えていきましょう（杉山，2016）。どのような経緯でこのようになったかわかりませんが，Eさんは職場に行くと気分が沈み込んでしまい，仕事が思うように進まないばかりかミスも多発するようになりました。自宅でも仕事のことを考えると動悸がするようになり，上司と面談を重ねましたが改善の兆しがありません。

　カウンセラーが対応すると非常に柔らかい物腰で愛想もよく，一見すると真面目で誠実な印象を受けました。しかし，「仕事はしっかりやりたいと思っている。ただ，職場が圧迫面接のような雰囲気で気分的に辛くてできない。割り込み業務も多くて困っている。」と自分を振り返る気配がありません。また，「職場の雰囲気を悪くする」と上司にも批判的で他罰的な印象もあり，Eさんの物語の中ではEさんは被害者になっているようです。Eさんの言う割り込み業務もよく聞くとミスの修正を求められただけで，ミスがなければ発生しないものでした。職場で周りの人が見ているEさんの物語とEさん自身の物語には大きな解離がありそうでした。「新型うつ（坂本ら，2014）」が思われる状態です。

　「Step 0」をかなり丁寧に行う必要があると感じたカウンセラーは上司や職場を批判しない範囲で「被害者としてのEさんの物語」のコアである被害感に共感しました。そして，自尊心を再保証しつつ「本当は職場に行きたくない」「上司や職場のみんなに変わって欲しい」「辞めたくなるけど，辞めてしまうと将来が不安」「何かがおかしい，何かが間違っている」という願望や葛藤，Eさんのこれまでの背景について話し合いました。その中で，「辞めるのも得策じゃない。でも，今の状況が続くと辛い…。」という願望にコミットできてきました。そこで，この願望と同盟を結び「Eさんが今やっていることには，Eさんが気づいていないだけでEさんをもっと楽にしてくれることもあるはずです。Eさんは本当は仕事ができるのですから。まずは，ご一緒に探して，その行動を増やしましょう。」と誘導しました。

3-3-11　活動記録表の作成

　「何かがおかしい」と自覚する人は多いようですが，「何がおかしいのか」そ

して「何が起きているのか」に気づける人は少ないようです。認知行動療法で活用する活動記録表は「何がいいのか，おかしいのか」を発見する最強ツールの一つです。使い方は本当に簡単で時間を1時間または30分（場合によっては15分または5分）の単位で区切って，その間に「何をやっていたか」と「その時の気分」，そして「何を思っていたのか」をチェックするだけです。

Eさんの場合は出勤前から退勤直前までを1時間単位で区切ったものを使いました。ある月曜日ですが，次のようになりました（図3-5）。数字は「重たい気分」のレベルです。19時前には退社できるようで，退社後の重たい気分は概ね「20」程度で，気にならないレベルだそうです。

〇月×日（月）					
7:00	起床・出勤準備など（30）	11:00	オフィスワーク（80）「上司に見張られている」	15:00	オフィスワーク（80）「先輩からの割り込み業務（ミスの修正）」
8:00	出勤・始業（80）「上司の顔が浮かぶ…，行きたくない」「今日も嫌な思いをするのか…」	12:00	昼休み（20）	16:00	オフィスワーク（80）「まさか今日も残業？？」
9:00	オフィスワーク（40）	13:00	オフィスワーク（100）「上司に叱られた（指示や注意を受けた）」	17:00	オフィスワーク（100）「上司と先輩のせいで仕事が終わらなかった…」
10:00		14:00		18:00	

図3-5：活動記録の例：杉山（2016）を基に筆者が作成

ここでは1日分を紹介していますが，活動記録表は1日だけではなく何日かやってみることが重要です。繰り返し実施することで，パターンが見えてくるからです。Eさんのワークシートでは8:00台に気分が「80→30→80」と変動していることがわかります。詳しく聞くと出社後にはコーヒーを飲みながら同僚と談笑して通勤の疲れを取ってそれなりに楽しんでもいるようです。通勤中は上司や仕事のことを考えて辛いようですが，職場にも楽しめる時間もあったようです。また昼休みも同僚と好きなものを食べているので，気分が良くなっています。

そこで，カウンセラーは「コーヒータイムや昼食のときのような気分を職場でキープできたらいかがでしょうか？」と質問の形で改善のビジョンを提案します。Eさんが「それができれば…」と基本的に合意する姿勢を示したので，気分のリセットについて心理教育を行います。

3-3-12　気分のリセットの心理教育

重たい気分に飲み込まれてしまう人の多くは，「嫌な気分になる」を「イレギュラーな出来事」で「コントロールできない」と思っています。ここで「何かをすれば元気が出てくる！！」という心理教育を行います。つまり，何かをすれば気分はリセットできるのです。

カウンセラーは「出来事にはコントロールできないものもありますが，気分はあなた自身のものです。あなたがその気になればコントロールは不可能ではありません。本当はいつでも嫌な気分はリセットできますよ。」などとジムのトレーナーのような態度でお伝えしましょう。ただ，説教臭くならないように「私たちの間ではこのように言われています。」「このように思っている人の方がイキイキしているみたいですよ。」という専門知識の提供のような態度もあると良いでしょう。

なお，心理学の気分不一致効果研究（特定の気分が続きすぎないように半自動的に働く心の仕組み：杉山，2013）では簡単でそれなりに効果のある方法として「次の行動予定に意識を移す」が挙げられています。参考までにクライエントに紹介するのも良いでしょう。

3-3-13　気分のリセット行動を探る

次に気分のリセットに役立ちそうな行動を思いつく限り書き出してみましょう。Eさんの場合は上司に指導されたときと割り込み業務が来た時に気分が大きく動くので，この時にリセットできそうな行動を考えてみました。これは一種のブレインストーミングなのでカウンセラーが「こうやってリセットしている人もいるみたいですよ。あなたにはどうでしょうか？」と提案することもあります。

嫌な出来事	上司の指示を受けた 割り込み業務(ミスの修正)が来た

	行動リスト	良い結果	結果の比較	悪い結果
1	何もしない	特にない	<	嫌な気分が続く
2	甘いものを食べる	一瞬ホッとする,頭がスッキリする	>	食べ過ぎると太る
3	コーヒーを飲む	一瞬ホッとする	>	特にない
4	同僚と仕事の話をする	気が紛れる	≒	同僚が忙しいときは嫌な顔をされる
5	同僚と仕事以外の話をする	とても気が紛れる	≒	同僚が忙しいときは嫌な顔をされる
6	仕事に集中して上司を無視する	仕事が片付くとホッとする	>≒	集中できるまでイライラする
7	理由をつけて離席する	少し気が紛れる	>	離席が長すぎると上司に怒られる

図3-6:気分のリセット行動の探索

　次にクライエントに職場でこのような行動をしてみて,どのような結果になるのか想像してもらいましょう。それぞれの行動の「結果」を「良い」「悪い」に分けて書き出します。「どんな行動が,どんな結果に結びつくのか」を発見することが重要です。「良い」「悪い」の基準は,クライエントの感じ方です。

　ここでの心理教育では,「良い結果だけをもたらす行動はありません。大事なことはトータルで考えた時に,良い結果と悪い結果がどのようなバランスになっているかということです。」と誘導しましょう。その上で図3-6のように「>」または「<」で大きさのバランスを記入しています。「良い」と「悪い」がほぼ一緒の場合は「≒」で表します。判断がつきにくい場合,たとえば「基本的には『≒』なんだけど,たまに『>』かもしれない」という場合には,例のように両方書く方法もあります。

3-3-14　行動の選択と行動実験

　次に何をするかの選択作業に入ります。ここでの心理教育は「悪い結果をもたらすだけの行動を減らすのは,良い結果を増やすのと同じ」です。Eさんの

場合は「なにもしない」がこの行動に該当します。なので，「このシートを見る限り嫌な出来事があったときは何かをしたほうがいいように見えますね…。」と感想の形で何かをする方向に誘導しましょう。

クライエントが何かをしようと動機づけられたところで，「良い」「悪い」の比較を手掛かりに，それぞれの行動を評価してもらいましょう。ここでの目標は「良い結果を最大化する行動パターン」の設計です。Eさんの場合は，「適度に甘いものを食べてコーヒーを飲む」，「同僚が余裕の雰囲気だったら話しかける」，「離席して心の準備をしてから仕事に集中する」の3つを「三本柱」として設計しました。後は，職場で実験してもらって次のセッションでその結果について教えていただくことを繰り返して，行動パターンの設計をより良くしていきます。

Eさんは三本柱を試すようになって，上司の指示や割り込み業務があっても重たい気分を引きずらなくなりました。上司に対する気持ちはほとんど改善していないので，このことについてのカウンセリングは続けていますが，仕事もはかどるようになって残業も減ってきたようです。気分が悪い時も多いので「職場で気分爽快になった」には遠い状態ですが，重たい気分が「100」や「80」という状態は減ったようです。

3-3-15　感情最適化――考えたくないのに考えてしまう心の秘密

次は筆者が活用している感情を最適化する方法をご紹介しましょう。CBTの基本はセルフ・モニタリングなので，感情を最適化するには感情の動き，働き，意味をモニタリングする必要があります。そこで，まずは感情の秘密からご紹介します。

感情は脳の中ほどにあって扁桃体と呼ばれる非常に敏感な器官の興奮が基になっています。サルの実験でこの器官を取り除くと無気力になってしまうことから，感情が私たちの気力の源泉であることがわかります。

ビジネスマン向けの啓発書には「感情を上手に使おう」という事が書かれていますが，感情は気力の源泉なのである意味で正しい提案です。ただ，感情のパワーはすごいので私たちは振り回されることが多いのです。たとえば「嫌いな人のことが頭から離れない…」「もう終わったことなのに，"ああすればよ

かった"とどうしようもないことばかり考えてしまう」という経験はあなたにもあったことでしょう。これは感情に振り回されている状態の例なのです。

　実は意識と無意識の関係は，広大な心の劇場とスポットライトの関係に例えることができます（図3-7：シアター＆スポットライト理論）。劇場には過去，現在，将来にわたる出来事やご縁のある人々が「役者」として存在していて，スポットライトが照らし出したところだけが意識に上ります。スポットライトの操者は通常は目標に沿って動かすのですが，最強の操者は感情です（杉山，2014）。筆者の印象ではその中でも「嫌がる感情」と「求める感情」が人を振り回す力が強く，感情が強いと目標は無視されてしまうようです（杉山，2016）。心は元々リスクを回避して安全を増やすためのセンサーだったと考えられるので，「嫌なもの」や「足りないもの」にスポットライトを向けやすくなっていると考えられています。

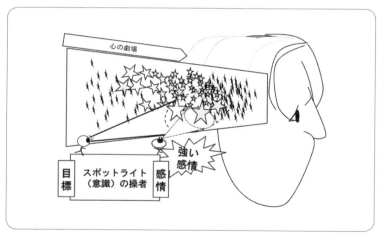

図3-7：シアター＆スポットライト理論

　スポットライトが当たることで感情がますます強くなると，スポットライトがそこに固定化される現象が起こります。嫌なものや足りないものにスポットライトが固定化されると，心の痛みをもたらす嫌悪感や喪失感焦燥感が溢れ続けます。こうして，人はどんどん疲弊していくのです。つまり，心には「嫌が

れば嫌がるほど，嫌なものが目に入る」そして，「求めれば求めるほど，手に入らないものが心に浮かぶ」という性質があります。そして，このことが私たちを苦しめるのです。

3-3-16　部下への不満から上司として適切に振る舞えないFさん

　管理職に抜擢されたばかりのFさんは部下が自分の思い通りに動かないことにイライラしていました。部下もFさんの指示では動きにくいと思ったのか，Fさんに相談なくFさんの直属の上司に仕事のことを聞きに行ってしまいました。このことで上司に「部下とうまくいってないんじゃないか？」と言われ，ますます部下に対する不満や怒りが強くなってしまいました。自分の評価が下がることも気になって，心中穏やかでない状態が続いています。

　カウンセラーが部下への怒りや評価への不安への共感を示しながら話を聞いていると，「本当はこうありたい！」という思いがありました。そこから，Fさんは自分が上司としてどのように振る舞えばいいのか，どのように考えるべきなのかは分かっているように見えました。でも部下への感情的な問題で思い通りに振る舞えない様子でした。カウンセラーは部下に対する不満，すなわち嫌がる感情や「本当はこうしてほしいのに…」という思いが部下の嫌なところにスポットライトを固定させてFさんを振り回しているかもしれないと考えました。

3-3-17　意識と感情の心理教育

　カウンセラーはFさんの不満や葛藤に共感しながら「部下に対するお気持ちが変わると，もっとFさんらしく管理職ができるような…そんな感じもあるのでしょうか？」と尋ねてみました。すると「私の不満が部下を遠ざけているかもしれません。私だって上司がピリピリしていたら近づきたくありませんし…。」と概ね感情を扱う技法に前向きな様子でした。

　そこで，カウンセラーは「実は気持ちや感情の仕組みが研究されているのですが…」と，さきほどご紹介した感情と意識の関係について心理教育を行いました。そして，「まずは部下に不満を持っている自分を嫌がらないようにできないでしょうか。たとえば，"私は部下に不満を持っている…。そういう私が

ここにいる…。"などと思ってみることなどはどうでしょう。」と自分の心を受け入れることを提案しました。するとFさんは「ああ…，そう考えると，ちょっと気持ちが楽になる気がします。」と感情の変化を感じているようでした。どうやらFさんは感情のセルフ・モニタリングができそうです。感情に振り回されないための方法を進められそうです。

3-3-18 嫌なこと，求めることを具体的に考える

Fさんの場合は，次に何を嫌がっているのかより詳しく考えてもらいました。進め方としては「嫌がる理由は何でしょうか？」または「何が嫌なのでしょうか？」という質問の形にすることが多いです。ここでは「理由」を手がかりに考えてもらいました。

ここからは，より具体的に考えてもらう場合のポイントです。たとえば，図3-8のように具体性がないことは考えてもあまり意味はありません。

誰が…	何を	嫌がっている or 求めている	その理由
私は…	部下を	嫌がっている	（私にとって）嫌な奴だから。自分の立場を理解できない奴だから。

図3-8：具体性のない展開

このような考え方を続けてもクライエントの中の「概念（概括化自伝記憶）」を展開しているだけです。自分の概念という狭い世界に閉じこもれば閉じこもるほど，私たちは周りの社会と噛み合わなくなり，心理的な不調が増します（e.g., 松本・望月，2012）。Fさんの場合もこのままではFさんを職場で居心地悪くするだけなので，より具体的に考えてもらうことにしました。

ただ，クライエントが表現してくれたことに対しては，全てにおいて底に潜む物語や願望に沿う姿勢が必要です（Step 0）。そこで，「本当に立場をわきまえない嫌な奴なのですね…。お困りの様子が深く伝わってきました。どのように嫌な奴なのかもっと知りたいです。どんなことをするのか，言葉にできれば書き足してもらえないでしょうか。」とお願いしました。その結果が，図3-9です。

誰が…	何を	嫌がっている or 求めている	その理由
私は…	部下を	嫌がっている	（私にとって）嫌な奴だから。 自分の立場を理解できない奴だから。 わざとゆっくり仕事をしている（ように見える）。 私を飛ばして私の上司に仕事の相談をした。

図3-9：具体性のある展開

　このように具体的に考えることで，「何が嫌なのか？」がはっきりとしてきます。人は嫌なことがはっきりすると，それをなんとかしたくなります。ただ，感情的になって何かをすると，適切な態度が取れなくなります。Ｆさんの場合も，その可能性が考えられます。そこでカウンセラーは，嫌がる気持ちに共感しつつ，たとえば次のような助言をします。

　「嫌なものは嫌でいいと思いますが，嫌がる感情にＦさんが巻き込まれてしまうと，私にはとてももったいないことのように思えます。本来のＦさんが生かされないような気がして…。Ｆさんとしては，いかがでしょうか。」

　ここでＦさんが助言に同意してくれたら次のように心理教育を含めて提案をします。

　「私たちの間では，心の仕組みとして嫌がれば嫌がるほど嫌なところが目に入ると言われています。Ｆさんも，部下の嫌なところばかり目に入ってしまっているところがあるのかもしれませんが，いかがでしょうか？」

　「たとえば，"部下の〇〇を嫌がっているＦさん（私）がいる…"，と思ってみるのはどうでしょう。」

　この提案の最終的な目的は，意識のスポットライトを部下の嫌なところからＦさん自身の感情の動きにシフトすることが目的です。筆者はクライエントにスポットライトの動きをより実感してもらうために，図3-7のような絵を書いてクライエントに説明することもあります。

　もちろん，この方法では具体的な問題解決には至りません。なので，クライエントには「心が嫌がる感情から開放されると，適切な対応ができて問題が解決しやすくなるかもしれない」と説明することもあります。心のスポットライトが柔軟に動くようになれば，感情に振り回されることが減ることをクライエ

ントに納得してもらえるように，クライエントの願望に沿った心理教育を心がけましょう。

3-4-19 気持ちを調整するマインドフルネス技法

次に心のスポットライトが何かに固定化された状態，言い換えれば心が凝り固まった状態を緩和する心のストレッチとも言える方法をいくつかご紹介しましょう。CBTではマインドフルネス技法と呼ばれています。筆者はFさんのようなクライエントには「職場で休憩中に背伸びをしたり，身体のストレッチをする人もいますよね。職場で手軽にできる心のストレッチを探してみるのはいかがですか？」と提案して，マインドフルネス技法を紹介することがあります。

マインドフルとは心豊かに満たされた状態です。意識のスポットライトが柔軟に動けばこの世界の豊かさに気づくことができて心豊かになりやすいので，このように呼ばれています。

ちなみに，なにかに心が囚われている状態を「忙しい」と呼びますが，この漢字は「心を亡くす（マインドレス）」と書きます。マインドフルとはこの反対で，心が何ものにも囚われていない自由な状態です。人は嫌なことや足りないものに囚われやすいのですが，私たちの生活空間の多くで嫌なことや足りないものはその僅かな一部にすぎません。私たちは，本当は素敵な何かに囲まれているのです。おいしい空気，心地よい物音，のどごしの良い冷たい水，温かく厚意的な人々，などなど…。心が自由になれば，素敵な何かに囲まれていることに改めて気づけるのです。

マインドフルネスは多くの技法が考案されています。中には病理性が高い症状を対象にした専門性の高い技法もあります。必ずしも治療を目標としていない働く人のカウンセリングの文脈では活用の機会が少ないものもありますが，ここでは職場でも簡単にできる技法をいくつかご紹介しましょう。

最も簡単なものは冷たい水を飲む方法です。感情が高まったら，水の冷たさを喉で味わいながら飲んでみましょう。お好みによって炭酸水が効く方もいるようです。

次に呼吸法を紹介します。呼吸は感情とつながっています。呼吸を整えれば

感情も整うのです。高い緊張感の中で結果を出さなければならないプロのスポーツ選手には呼吸法を用いてベストパフォーマンスを出すように心がけている選手も多いようです。

呼吸を使った技法もさまざまなものがありますが，筆者が面接の中で呼吸の意味を強調するために行うことがある方法をご紹介しましょう。まず，数を数えながら息を吐き出せるだけ吐き出してもらいます。肺を空っぽにする感じで，肺の中の溜まった空気を全て換気するようなイメージをクライエントに伝えます。

吐き出すほどに徐々に苦しくなってくるわけですが，クライエントが耐えられればこの微かな苦しさを一瞬だけ体感してもらいます。そして，今度は息を吸い始めてもらいます。苦しさが一気になくなることと感情の変化を確認してもらうと，呼吸と感情の関係をクライエントに体感してもらえます。心理教育として「私たちは普段は呼吸をほとんど意識しませんが，実は呼吸で生きているのです。」などと呼吸の意義を強調することもあります。

上記のような方法を職場で行うのはちょっと難しいかもしれませんが，呼吸法はさまざまなものがあります。工夫次第では職場でも使えます。そこで筆者は「誰々が開発した○○法」にはこだわらずに，クライエントに合った方法で職場で手軽にできるものを探すようにしています。

次の技法はボディスキャンです。これは体の隅々まで意識を向けてみる方法です。クライエントが意識を向けると心地良くなる体の部分を見つけることが目標です。まずは頭の天辺から意識を向けてもらい，そして少しずつ，後頭部，おでこ，鼻，耳，首筋…と徐々に意識を下に向けて最後は手足までやってもらいましょう。お腹や内臓は気持ち悪くなることがあるので，飛ばしてもらうこともあります。

ちなみに著者の私の場合は，腹筋に力を入れた状態で腹筋に意識を向ける，または脇の筋肉に力を入れてそこに意識を集中するとちょっと落ち着きます。また，「おでこの中心（ヨガで言う第三の目）」に意識を向けると落ち着くという方もいます。このように意識を向けることで気持ちが変わる体の部分を探りましょう。

3-4 さらにアドバンストな方法

CBTにはここでご紹介した以外にも問題解決法（D'Zurilla, & Goldfried, 1971）やスキーマ療法（伊藤，2013）など認知，行動，感情を総合的に扱う技法もあります。これらの技法は第5章の事例の中で使い方をご紹介しましょう。

コラム

働く人を考える新キーワード
「個人内のダイバシティ」の脳心理科学

職場のダイバシティ（多様性）というと皆さんは何を連想するでしょうか？詩人の相田みつお氏風に言えば「（職場では）みんなちがって，みんないい」などが思い浮かびやすいようです。職場のダイバシティが進むメリットも沢山ありますが，上長─部下関係は少々複雑になるかもしれません。多様な部下をまとめることが上長の新しいストレスになっていることでしょう。

しかし，単に「みんなちがう」だけがダイバシティではありません。これから開拓していくべきは，個々人が多様な側面を持っているという「個人内のダイバシティ」です。第2章でも紹介していますが，人の脳は快楽追及のワニの脳，好き嫌いのウマの脳，社会的ランキングや自己価値を気にするサルの脳，そして合理的で高機能なヒトの脳…と少なくとも4つから成り立っています。すべての人に少なくとも4つの側面があるのです。職場の中で個人内の多様性が適切に発揮されたら，職場がもっと活性化することでしょう。職場を考える新キーワード，個人内のダイバシティをぜひ開発してください。

第4章 コミュニケーションを整える
——IPTを用いたカウンセリング

● この章のポイント

　IPTはコミュニケーションを最適化することで個人を最適化する方法です。CBTにはない利点は、怒りや不満に囚われて、または情緒的に混乱するあまり自分を省みる余裕がない人でも実施できる点です。一方でCBT以上にクライエントの願望に沿えるスキルと、コミュニケーションの中で個人と個人がお互いに何を感じているかを察するセンスが必要です。

　ただし、スキルもセンスも磨けるものです。願望に沿うスキルは第2章で紹介した「Step 0」を丁寧に行うことで磨けます。察するセンスはこの章で紹介する心、脳、そして対人関係の秘密を、実感を込めて繰り返し読むことで磨くことができます。

　そして、この秘密は人の心理科学的な本質に迫るものです。そのため、人類の進化にも言及する話も出てきます。この章で「ヒト」と書かれている時は「人類」を表していると思ってお読みください。少々壮大な話になりますが、センスを高めるために最後までお付き合いくださいね。なお、「人の本質は後でいいので、とにかく早くIPTの使い方を知りたい」という方は「4-5」から「4-18」は飛ばして、「4-19」から読んでください。

　なお、IPTでは怒りや不満が扱われることが多いのですが、職場の問題における怒りや不満は取扱に注意が必要な場合もあります。可能であれば事前に職場側の担当者とも同盟関係を結び、怒りの機能に基づいて上手に扱いましょう。

4-1　ヒトは"人の中で傷つき、人の中で癒やされる"生き物です

　ここからはIPTに基づくカウンセリングについてご紹介しましょう。筆者はさまざまな心理療法とカウンセリングのアプローチを学んできましたが、その中でIPTが他の方法論と決定的に異なるポイントを見つけました。それは、みんなが共通して持っているヒトという存在の本質の一つ、「社会的存在」としての本質に徹底的に注目することです。

　ヒトは社会の中で命を営む生き物であり、人間関係の中で傷つき癒やされる存在です。そのためヒトの脳は社会脳とも言われるほど社会的な刺激の情報処

理に優れています。私たちの脳が最も敏感に反応する刺激は「人」なのです。

　たとえば，地震の前にネズミや鳥などが異常な行動を取ることが知られています。これは何らかの地震の予兆を感じているからだと言われています。私たちはネズミや鳥が感じている地震の予兆がわかりません。なぜなら，私たちの脳は地震の予兆よりもお互いの顔色を気にするように作られているからです。仮に周りの人の顔色よりも地震の予兆に敏感な人がいたら，子ども時代から自閉症スペクトラム障害の可能性を疑われることでしょう。

　このことが良いことなのか悪いことなのか…，考え始めると様々な評価があり得ることでしょう。ただ，はっきりと言えることは「これが人間なのだ」ということです。そして，「社会的存在」というヒトの本質に注目するのがIPTの重要なポイントなのです。

4-2　IPTにおける生物・心理・社会モデル

　IPTにおける社会とは個人が認識できる範囲のコミュニケーションと言い換えられます。社会脳を備えるヒトは身近なコミュニケーションに大きな影響を受けます。図4-1はIPTにおける生物・心理・社会モデルのイメージです。図4-1のように人と人はコミュニケーションを通してお互いの心と身体（生物）がつながっています。コミュニケーションを良くできれば，心の状態

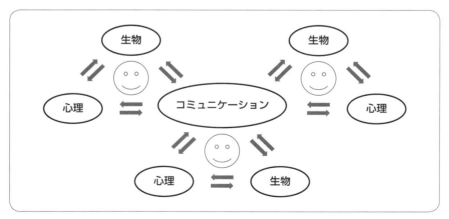

図4-1：IPTにおける生物・心理・社会モデル

も身体の状態もより良くできるのです。

　なので，IPTに基づいたカウンセリングのスローガンは「コミュニケーションが変われば，心が変わる，身体（生物）も変わる」と言えるでしょう。さらに言い換えれば「あなたが変われば人も変わる，人が変わればあなたも変わる」とも言えます。IPTはこの人間観に共感してくれるクライエントに特に有効なアプローチと言えるでしょう。

4-3　IPTのスローガンと有効なクライエント

　筆者の印象ですが，IPTは自分が人から影響を受けていること，そして自分も人に影響を与えていること，すなわちコミュニケーションに興味があるクライエントに特に適しているように思えます。ただ，IPTのスローガンに共感できないクライエントもいます。たとえば，「悪いのはあいつなのに，なぜ私が悩んで，考えて，変わらないといけないの？」という思いが強いクライエントはIPTのスローガンに共感しにくいです。実際，コミュニケーションに興味がなく，内省しないクライエントではIPTがキレイに展開しにくいことがあります。

4-4　IPTは内省しないクライエントにも使える

　では，他者に批判的で内省しないクライエントにはIPTは無力なのでしょうか。筆者の印象ですが，CBTとIPTを比べると相対的にIPTは内省が弱くても展開する印象があります。コミュニケーションに興味がなくても，他者に批判的ということは他者を無視していないからです。批判的な気持ちや動機づけを手がかりにして展開させることが可能です。

　また，カウンセラーとして事例を見立てる際にIPTの人間観と方法論はクライエントの生活空間の実態を示唆してくれる効果があります。人は相互作用を生きる，コミュニケーションの中に存在することは特に働く人を対象にしたカウンセリングでは絶対的な真理です。この真理を理解して見立てることができれば，筆者はキャリアコンサルティングを実施する場合にも，さらには企業

研修で何かのプログラムを導入する際にも，より深みのある支援ができると感じています。

たとえば，図4-2のようにある職場や家庭などのコミュニティにおけるコミュニケーションが荒れてしまうと，人の心も身体も悪い影響を受けてしまいます。一般的なカウンセリングでは個人の心理に注目して，クライエントの個性や傷つき方への専門的な理解や支援を目指します。一方，IPTではコミュニケーションの荒れ方に注目します。結果的にクライエントや従業員が生きる空間そのものの実態を示唆してくれるのです。

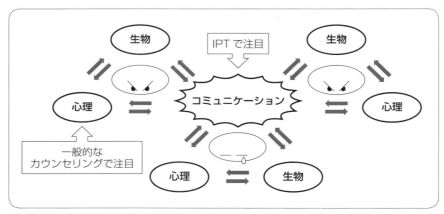

図4-2：コミュニケーションが荒れると人も荒れる

もちろん，IPTによるカウンセリングもクライエント個人の心理への注目は大前提として行います。これにコミュニケーションへの注目を重ねるとより深い見立て（支援仮説）と幅広い支援方略を持つことができます。そこで，あなたのカウンセリング力の向上を目指して，この章の前半ではIPTが注目する人の本質についてご紹介しましょう。そして後半ではIPTの実際の行い方をご紹介します。

4-5 ヒトは相互作用の中に存在する
──心の不調と対人関係

　ここでは人と人との相互作用について考えてみましょう。IPTは慢性的なうつ状態を考える文脈で発展してきたので，うつ状態における相互作用を例として紹介します。ただ，基本的なメカニズムは不安でも怒りでも変わりませんので，IPTを使いこなすために想像力を働かせて読んでください。

　まず，取引先に侮辱された，上司に理不尽な仕事を回された，などの嫌な出来事があると私たちの心は嫌な気分を発生させます。これは一種のリスクモニタリングのシステムで，心の非常ベルとして心の痛みを伴わせます。一時的であれば「よくあること」で大した問題ではありません。しかし，嫌な出来事が続く場合や，連続して嫌な出来事が積み重なると，図4-3の「嫌な気分が続く」の段階になります。なおIPTでは特に影響力の強い嫌なことを4種類に分類していますが，これは後ほど説明します。

　嫌な気分が続くと嫌なことを考えやすくなります。この状態はストレスホルモンの分泌量が増えていることが多いので，疲れやすくなります。心も体も余裕を失って，職場では仕事のパフォーマンスも落ちることでしょう。やがて，人の気持ちを気にする余裕も失ってしまいます。人に喜ばれない言動が増える

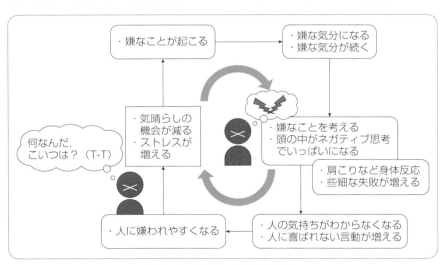

図4-3：ネガティブ・スパイラル

と，やがて職場で上司や同僚に嫌われやすくなってしまいます。

　このことがさらにストレスになって，対人関係における嫌なことが増幅してしまいます。そうすると更に嫌な気分が続いて…，と気分的に追い詰められるサイクルが始まってしまいます（杉山，2005）。このサイクルは続くほどに苦しさが増加するので，螺旋状に広がるという意味で「ネガティブ・スパイラル」と呼ばれることもあります。クライエントの多くはご自身で気づかないうちに，この「ネガティブ・スパイラル」に陥っていることがあります。IPTはコミュニケーション分析を通して，このスパイラルについてクライエントと一緒に考えることでこのスパイラルを抜け出すことを目指します。

4-6 心がイキイキする良いスパイラル

　IPTは図4-3のネガティブ・スパイラルにおける右側，すなわち嫌な気分と嫌な考えの持続などの心の不調を緩和することを目指します。そのために，図4-3の左側，すなわち人に嫌われる展開を解消できる考え方や言語力を目指します。

　ただ，働く人のカウンセリングは心の不調の改善だけがゴールではありません。クライエントが職場でよりイキイキとすることがゴールです。そのためには，ネガティブ・スパイラルの緩和だけではなく，更に良いスパイラルにクライエントを導くことが必要です。私たちはどのようなスパイラルを目標にするべきなのでしょうか？　その答えの一つが図4-4です。

　大事なことは嫌な気分になったときに嫌な気分を引きずらないスパイラルです。ヒトの心は人に敏感に反応します。人に癒やされるのがヒトなのです。心の痛みを緩和してくれるような共感豊かな人間関係を作り，その関係を維持することが最終的な目標です。

　このようないい人間関係のスパイラルに守られていれば，仮に嫌な出来事があっても私たちは心の痛みから守られます。心の痛みは私たちを非合理的にして本来持っている問題解決力を奪いますが，いい人間関係に守られることで問題解決も上手になれます。

第4章 コミュニケーションを整える――IPTを用いたカウンセリング

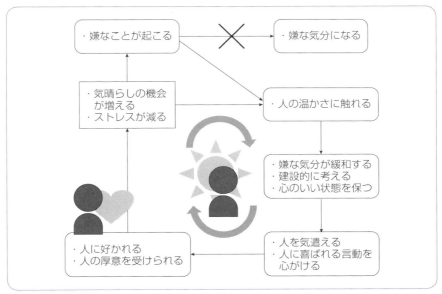

図4-4：目指すべきポジティブ・スパイラル

4-7 ポジティブ・スパイラルを持続する鍵は「好意の返報性」

　このようなスパイラルを実現するために考慮しておきたい人の性質の一つが「好意の返報性」です。ヒトは自分に好意的な人に好意を返します。これは社会心理学で繰り返し確認されてきた事実の一つです。自分が好意を示せば，よほど偏った個性の持ち主でない限りは好意を返してくれるのです。

　誰に，どのように好意を示すかはご本人と考えることになりますが，このようなサイクルを作ることが「難しいことではない」と信じることからIPTが始まります。まずは，図4-4のいい人間関係のスパイラルを繰り返し読んで，身近な例で具体的に考えてみましょう。コミュニケーションに注目するのがIPTなので，まずは私たちカウンセラーがコミュニケーションに興味を持つことが効果的に実施する第一歩です。

4-8　IPT は察するセンスからはじまる

　カウンセラーがコミュニケーションに興味を持つことの最大の目標をご紹介しましょう。それは，クライエントがコミュニケーションをどのように体験し，感情的に反応しているのか察するセンスを身につけることです。

　センスと言われると何だか難しそうに思えるでしょうか。でも，ご安心ください。私たちカウンセラーもヒトです。クライエントと同じように人に敏感に反応する脳をもともと備えています。すなわち，私たちはクライエントの反応を察する才能をもともと備えているのです。

　次の節からは私たちの才能をセンスに昇華するための理論を紹介します。この理論を理解して第2章で紹介したStep 0，すなわちクライエントの願望と同盟を結ぶことを心がければ自ずと察するセンスを身につけられます。

　この章の前半では，あなたの才能をセンスに変える心と脳と対人関係の秘密，すなわち人の本質をご紹介しましょう。これはIPTが効果を生む背景とも言えるものです。IPTで行う心理教育の前提でもあります。あなた自身の心の動きや実体験を手がかりに，実感のある読み方をしていただけるとカウンセラーとしてのセンスが高まることでしょう。

4-9　ヒトの心は拡張物も含めて「自分」と認識する

　ここでは心と脳と対人関係の秘密をご紹介しましょう。突然ですが，「心の原点は何でしょう」と問われたら，あなたはどう答えますか？　心を論じる代表的な脳科学者A. Damasio（1944-）は，「自分が安全に生き残れるかどうかモニタリングするシステム」がその一つだと考えています（杉山，2014）。この見解は現代のところ最も支持されている理論の一つです。

　その後，心はそれぞれの生物のライフスタイルに合わせて進化を重ねました。ヒトのライフスタイルは寄り集まってそれぞれの役割を担い，お互いに助け合い，支え合ってともに生き抜こうというものです。すなわち，社会を営む中で相互に命の営みを支え合うライフスタイルを何万年も積み重ねてきました。

このようにヒトは社会的に進化した生物です。そのため、ヒトの心は「自分」を一つの生物としての自分だけでなく、その拡張物も含めて認識します。たとえば、自分の社会的地位、自分の実績、配偶者や子ども、後輩や部下、帰属意識のある組織やコミュニティ、などが拡張物の例です。拡張物も含めていい状態なのかモニタリングしているのです。

4-10 「仲良くしたい，でも優位に立ちたい」の葛藤を生きるヒト

社会は私たちが生き抜く上で必要なすべてを備えています。私たちは社会の一員として存在できれば自ずと生き抜くことができます。逆に言えば社会から排斥されると、私たちは生きていけません。私たちの社会への依存度は自分たちが思っているより大きいのです。そのため、ヒトの心は自分の社会的排斥リスクに敏感になりました。ヒトが地震の予兆を感じられなくなったのも、「社会と、人と、仲良くしていたい」という私たちの心の仕組みを考えるとやむを得ないことなのです。

一方で社会的排斥のリスクを下げるには、一定の社会的なポジションを得る必要があります。そこで、私たちは「社会的ランキング」を認識するようになり、その中で一定のポジションを得ようとする心も獲得しました。この心は脳の中では排斥リスクのモニタリングとは別回路です。恐らく、私たちのご先祖が類人猿だった時代に獲得したと考えられています。

結果的に私たちの心には「仲良くしたい，でも優位に立ちたい」という欲求が存在することになります。「優位に立ちたい」はお互いにそれを目指すと時に諍いになります。すなわち、この欲求は時に矛盾してしまって、私たちを悩ませます。カウンセラーとして重要なことは、この欲求や矛盾を察するセンスを持つことです。

4-11 心は周りの人の心のセンサー

ここで少々身近なコミュニケーションに話を戻しましょう。突然ですが、誰かに敬意のこもった笑みを向けられたり、清々しいほどに丁寧な対応をしても

らって気持ちが良くなった経験はありませんか？　一流のホテルや高級と言われるレストランには，一流の対応を求めて毎日多くの人が訪れます。

　一方で，誰かと気まずくなったり，誰かに嫌な顔をされてしまったりして，その事を考えたくないのにずっと考え続けてしまう…。こんなことがあなた自身やあなたの身の回りの人にもありませんか？　直接的に人と触れ合わなくても，何か失敗したり，あなたにとってマズイ出来事がきっかけになって，誰かに悪く観られているような気持ちになってずっと考え続けてしまう…ということもあるようです。

　実はヒトの心は周りの人の態度とつながっています。心の周りの人のセンサーなのです。社会を作り維持するために私たちはお互いの心の中を伝え合い，察し合うように進化しました。なので，人の態度には敏感に反応してしまいます。そして，相手が嫌な人であればあるほど，強く反応してしまうのです。

4-12 人は心を伝え合い，察し合う，だから考え続ける

　特に表情は重要です。表情は文字通り「情（心の状態）」を「表す」ものです。自分に対する「嫌な顔」は自分を排斥しようという他者の意志を示唆します。つまり，自分の社会的安全へのリスクです。その相手が直接的に自分に影響力が強いわけでなくても，心は無視しにくいように作られているのです。

　なので，関わりが深く自分にとって重要度が高い相手であればなおさら無視できません。職場の人間関係は重要度が高いことが多いです。職場や取引先の誰かに嫌な顔をされると，多くの人が嫌な思いに苛まれるのです。

　たとえば，職場の人間関係が難しくなったときに，「このことを考えても嫌な思いになるだけ…」と自覚しているクライエントもいます。そんな時にクライエントは「考えないようにしよう」「他のことをやって気持ちを変えよう」など，気持ちを切り替えようとすることでしょう。でも，切り替わらずに，ずっと考えてしまう…，などと心が思い通りにならない時もあってしまうのです。

4-13 嫌なことほど考えたくないのに考えてしまう

「ずっと考え続けてしまう」という現象は本人の意志に関係なく自動的に始まっています。したがって，本人の意志では止められない事が多いのです。心理学ではこの状態を「反芻（rumination）」と呼びます。心のスポットライトが社会的排斥リスクや「敵」だと思う誰かに固定されたようになり，切り替えようとすればするほど逆に強く考えてしまう「皮肉過程」と呼ばれる現象が伴いやすいことも知られています（杉山ら，2015）。

実はヒトの心と脳は自分を排斥するリスクや「敵」を無視できないように作られているのです。心の始まりを考えれば，これはやむを得ないことです。生き残るためにはリスクを避ける必要があります。そのため，まずはリスクに注目して記憶するようになっているのです。

ただ，その中で悲しみや怒り，恐れ，絶望感など多くの心の痛みが伴います。クライエントの多くは何かしらお困りになってやってきます。程度の差はありますが何らかの心の痛みを抱えておいでになると思っておいたほうが良いでしょう。そして，人は心の痛みに共感してもらえると心の痛みが緩和するように作られています。逆に言うと，共感が得られないといつまでも心の痛みに悩まされることになります。

4-14 共感でクライエントを心の痛みから救おう

S. Freud（1856-1939）のかなり古い考察ですが，痛みはダメージの深刻さを表すメーターです。痛みの強さは心の中ではリスクの深刻さに変わります。リスクを深刻に感じるほど，心のスポットライトはリスクに集中してしまいます。このことが更なる心の痛みを呼び，クライエントはますます深刻な心の痛みに悩まされることになるのです。

ここで，同盟関係にある同じ目的を持った頼りになる仲間が心の痛みに共感してくれると，心の痛みが緩和します。そして私たちカウンセラーはクライエントと同盟関係にある仲間です。つまり，私たちがクライエントの心の痛みに共感することで，クライエントは深刻な心の痛みから開放されるのです。

4-15 怒りや不満に共感することでカウンセラーが抱えるリスク

　ところで，怒りや不満はIPTで扱われやすい感情のひとつです。私たちは共感的になるようにトレーニングされていますが，ここで注意が必要なこともあります。実は不用意に働く人の怒りや不満をカウンセリングで扱うと，あとあとカウンセラー自身が社会的リスクにさらされる場合もあるのです。

　たとえば，クライエントが特定の誰かに激しい怒りや不満を持っている場合です。激しい感情は合理的な認識を妨害するので，クライエントの被害感が強すぎると正確な現実検討がなされないことがあります。このような時に安易に共感するとカウンセラーがその誰かが悪いと断定しているかのようにクライエントが受け取る場合もあります。

　こういう状態のクライエントが組織内で問題になって聴取を受けることがあります。その中で「悪いのは〇〇です。カウンセラーも〇〇が悪いと言っていました。」などと引き合いに出されることがあるのです。組織内の聴取担当者がこの主張をどのように扱うかはケースバイケースですが，カウンセラーの立場が危なくなる方向に展開する場合もあります。そのため，特に立場がしっかりとしていない現場のカウンセラーは怒りや不満へのコミットメントをためらうケースもあるようです。

4-16 カウンセラーとしてのリスク管理

　そこで，筆者は2つのことを心がけてリスクの軽減に努めています。一つはクライエントの職場とつながる機会があったら，このようなリスクがあることをお伝えしておくことです。たとえば次のような言い方で伝わる場合があります。

　「カウンセリングはお気持ちを教えてもらうことからはじまります。自分の味方だと思ってもらえないと本音を話してくれません。そのため対象者が誰かに批判的なお気持ちを持っていても，丁寧に教えてもらいます。その中でカウンセラーもその誰かを一緒に批判しているように思われてしまうことがあるのです。私の役割としては，本音を引き出していく方向でお話をしてもいいで

しょうか？」

このようにリスクへの理解を求めましょう。大事なことは，カウンセラーはクライエントの気持ちに沿って対応しますが，誰かを批判したり，評価する態度は持っていないことが伝わることです。筆者の場合は次のように重ねて，カウンセラーの姿勢をアピールする場合もあります。

「気分的に煮詰まると，敵ばかりだと錯覚してしまうことがあるみたいです。その中で味方が欲しい気持ちになることもあるようです。気持ちが落ち着けば職場の中に味方が見えてくるみたいなのですが，まずはカウンセラーを味方だと思ってもらうことが落ち着くきっかけになればと思っています。」

ここまでお伝えできれば，あとは職場側の担当者にカウンセラーの姿勢への評価は委ねましょう。私たちも人間なのでリスクは避けたいものですが，保身の姿勢が伝わりすぎると職場側の担当者と同盟が結べません。多くの場合で，職場側の本音は「丸く収めて欲しい」「不満を肯定しすぎないで欲しい」なのです。したがって「丸く収めるために，本音に添わせてください」という姿勢が重要です。

私たちはクライエント本人も職場の人もみんなが幸せに働けるように全力を尽くすのが目的です。そのためには私たちに対する評価を頂いて，その評価を尊重することから私たちをご理解いただくことが必要な場合もあるのです。

4-17 「怒り」の意味

怒りや不満への対応で筆者が心がけているもう一つのことは，怒りの意味や機能に注目することです。怒りは社会生活では抑制しがちな感情であることが知られています。お互いに怒りをぶつけ合っていると，あちらこちらで仲違いが発生して社会を維持できなくなります。そこで，私たちは怒りを強く抑制するように日々のあちらこちらで無意識的な努力を続けています。

そのため，怒りの意味や機能について深く考えていないクライエントも多いのです。訓練されたカウンセラーなら，プロフェッショナルとして怒りの役割を考慮してクライエントの怒りに共感したいところです。そこで，ここでは怒りの本質についてご紹介しましょう。

ビジネスシーンや職場でありがちな怒りは「裏切り」や「屈辱」と関わっていることが多いようです。この実態は後述しますが，怒りは特別に絶大なパワーを持つ感情の一つです。恐怖，悲哀と並ぶ基本的感情の一つで，破壊的な衝動が強いので悪い印象を持たれる場合もあります。怒りを持て余して困っている方のために，「アンガー・マネジメント（怒りの管理）」という心理支援法が特別に開発されているほどです。

　ただ，その本質は目的を邪魔されたときに発生する感情で，万難を排するエネルギーにもなります。実はビル・ゲイツやスティーブ・ジョブズなど著名な実業家の多くが，上手に怒りを活力にしていたのではないかとも言われています。

4-18 「怒り」の使い方

　ここで怒りの重要な意味を考えてみましょう。怒りには大事にしたい目的を浮き上がらせる信号としての意味があるのです。クライエントが怒りを感じているということは，阻害された目的があったということです。つまり，クライエントの怒りを通して「Step 0」で私たちが接近するべき願望が明らかになるのです。カウンセラーとして本当に共感したいのはこの願望です。

　もちろん，怒りは敵を殲滅する願望になりやすいので，「敵」に対する悪意にも共感する必要があります。ちょっと怖い話ですが，実はカウンセリングの中では時に「敵」を象徴的に死刑にする儀式が執り行われることもあります。ただ，怒りの本当の意味は敵の殲滅ではなく，目的の達成にあります。目的を阻害するから敵になっているわけですので。

　そこで，クライエントが大切にしている「願望」を「どのように形にできるのか」を共通の課題として同盟を結びましょう。実はこの状態は脳にとっても良い状態です。心の痛みはカウンセラーの共感だけでなく，未来（目標→自己の反応→結果の展開）の展望によっても緩和されます（大平，2004）。人は未来に導かれる生き物でもあるのです。共感豊かなカウンセラーと一緒に導かれるべき未来を描くことができれば，クライエントは怒りという心の痛みから開放されるだけでなく，迷いなく日々を送れることでしょう。

怒りのエネルギーは絶大でクライエント自身が持て余すだけでなく，カウンセラーも圧倒されてしまうことがあります。必ずしもスムーズに上記のようなカウンセリングが展開するわけではありません。しかし，カウンセリングに持ち込まれたあらゆる感情とあらゆる願望を活かすのが効果的なカウンセリングの要件であることが知られています（e.g., 前田，2007）。私たちカウンセラーもより良いクライエントとの未来を展望しながら善処しましょう。

4-19 IPT に基づくカウンセリングの実施プロセス

ここまで IPT をより深く実施するために心の秘密とカウンセリングで起こりやすい諸問題を紹介してきました。ここからは Swartz（1999）および，Weissman ら（2000, 2007）を参考に筆者が行っているカウンセリングを例にして実施の手続きを紹介しましょう。進め方を簡単にまとめると次のようになります。

IPT に基づくカウンセリングの手続き

① Step 0 のプロセス→困りごとと対人関係との関連を探る
・Step 0 の手続きを進める
・ストレスや困りごとの始まった時期，きっかけ，経過を探る
・それらと対人関係の関連を探る

②困りごとやストレスが 4 つの問題領域のどれにあたるのか探る
・現在進行中の対人関係と関連する可能性を考える
・関連しそうな対人関係を特定する
・焦点を当てるべき問題領域を特定する

③重要な対人関係におけるコミュニケーション分析を行う
・実際に行われているコミュニケーションを具体的に考える
・クライエントがそのコミュニケーションをどのように感じ，体験しているか確認する
・問題領域に沿って，コミュニケーションの何が問題なのか検討する

④心理教育と提案を行う
・コミュニケーションを変えられる可能性をお伝えして，コントロールできる感覚を育てる
・仮にコミュニケーションが変わったら，どうなりそうか考える
・より良い考え方やコミュニケーションを探る

4-20 誰をIPTに誘導するべきか？

　まずは，「今，一番困っている，あるいはつらくなる時はどのような時ですか？」という質問から第1章の図1-9のようにお話を整理します。クライエントの悩み事に対人関係が関わっていた場合はIPTの導入が考えられます。ただ，CBTでも対人関係の問題を扱うことができます。どちらに誘導すれば良いのでしょうか？

　筆者の場合は第2章で紹介した「Step 0 → Step 1」のプロセスの中で仮説を立てます。CBTの実施には「問題を解消したい」，「自分をより良くしたい」というクライエントの意欲が必要です。また，自分の認知，行動，感情を外在化して省みるセルフ・モニタリングも必要です。したがって，これらの条件が満たせないクライエントは「Step 0」から先のCBTに進むのが難しいのです。

　一方でIPTではクライエント自身のことではなく，周りの人とのコミュニケーションに焦点を当てるので少なくとも導入においてはセルフ・モニタリングが必須なわけではありません。4-18で怒りの扱い方を紹介したように，クライエントが怒りや不満に満ちているということは，他者に激しく注目している状態です。クライエントの願望は自分ではなく他者に向かっているので，カウンセラーとしてはこの願望に沿った展開を図る必要があります。

　このような場合にはCBTよりIPTへの導入を考えることになります。なお，筆者の場合はCBTに誘導できそうなクライエントであっても，周りの人達や自分の組織内での立場への関心が強いクライエントはあえてIPTに誘導する場合もあります。また，CBTに誘導しつつ，随所でIPT的な方法を取り入れる場合もあります。CBTとIPTの統合的な活用は第5章の事例編でご紹介しましょう。

4-21 怒りと不満が溢れるGさんと上長

　IPTは自分を省みることができないクライエントにも活用できる方法です。そこで，まずはCBTでは対応が難しいと思われる事例を通して進め方をご紹介しましょう。

30代の女性Gさんは仕事ができる方ですが，時に後輩や同僚への不満や怒りが突発的に爆発するところがありました。怒りのスイッチが入ると些細なことに言いがかりをつけて詰め寄ってしまいます。後輩や同僚の仕事が滞ることも少なくありません。相手が困惑してフリーズしてしまうと「もういいです」の捨て台詞で収まるのですが，ショックを受けて退職を考える後輩も出ている状況です。

　一方で上長の目が届く範囲ではいつもにこやかで，清々しく働くキャラクターを通していました。上長はGさんを気に入っていて，期待もしていました。そのため，上長はなかなかGさんの実態をつかめずにいました。

　しかし，被害にあった後輩を気の毒に思った周りの人がGさんの言動録を作り，それをもとに複数でGさんの態度について訴えました。こうして，上長もGさんが見せているキャラクターに疑念を持つようになりました。ただ，上長の前ではいつも従順な態度で仕事ぶりも問題はありません。上長の人柄もあって他の部下の気持ちも理解できる一方で，Gさんについての訴えを100％は信じきれずにいました。困ってしまった上長はカウンセラーに相談しました。

4-22 カウンセラーから上長への提案

　カウンセラーは上長の困惑に共感しながら，Gさん自身にも来談してもらうことを提案しました。Gさんが慢性的な怒りや不満を持て余している可能性を考慮しての提案です。ただ，上長はGさんが見せているキャラクターを信じたい部分もあります。上長の気持ちとしても葛藤が少ない形でGさんをカウンセリングに誘導してもらう必要があります。

　そこで，「Gさんには今後の活躍を期待しているからカウンセリングを勧める」という方法を提案しました。たとえば，「いずれは人を使う立場になるかもしれない。カウンセリングで自己理解を深めてもらってどんな仕事でGさんが活きるのか上長にも教えて欲しい。」という誘導です。これは，キャリア開発のステップ（自己理解→仕事理解→啓発体験…）を前提とした自己理解の場としてのカウンセリングへの誘導なので，Gさんへの上長の気持ちとも矛盾

しません。相談の費用は上長の裁量費から出す形でGさんに勧めてもらうことになりました。

4-23 「話すことはない」と訴えるGさん

上司の誘導に応じて来談したGさんは期待されていることを喜んでいる様子でした。ただ，「何も困っていませんから，お話することはありません」という態度でした。あなたがカウンセラーだったらこのようなクライエントが来たらどうしますか？

このカウンセラーは「ところで，上長に期待してもらったことはどう感じていますか？」と尋ね，Gさんの感じ方への関心を示しました。Gさんは「悪い気はしませんね…。それがどうかしたのですか？」と突然聞かれたことに驚いた様子でしたが，Gさんはカウンセラーの関心を嫌がってはいないようでした。そこで「実はカウンセリングはお困りのことを相談するだけでなくて，何をどのように感じたかを確認する場でもあるのです。上長も次のステップに向けて自己理解を深めるためにお勧めになりましたよね。」と重ねました。

Gさんは話を聞いてくれているようでした。そこで，カウンセラーは「今後立場が上がると，これまでにはないストレスもあるかもしれません。些細なことでも，今のうちに不快に感じることについて考えておくと，その時に成功しやすくなるかもしれませんよ。無意味だと思ったら，いつでも辞められますから。」という提案をしました。

4-24 「軽蔑ゲーム」を仕掛けるGさんへのカウンセリングの導入

カウンセラーの提案は「上長に次のステップを期待されているGさん」という物語にコミットすることを狙ってのものでした。この狙いは当たったようで，Gさんは提案に同意してくれました。そこで，カウンセラーは「お仕事の中で，ちょっとでも不快に感じることがあったら教えてください。」とお願いしました。するとしばらく考えた後に「ここで話すようなことではないんですけど，やっぱり，仕事で足を引っ張る人がいると良い気がしませんね…。とて

も当たり前のことを話してるだけなんですが、こんな話でいいんですか？」とお話になりました。

カウンセラーが「もちろん、大事な話だと思います。ぜひ、ご一緒に考えましょう。」と促すと「えー！！　カウンセリングってこんなつまらないことを話すところだったんですか？　いいんですか？　こんなくだらない話に時間も予算も使って…。」と大げさに驚いた様子を見せました。

表情はにこやかですが、話し方には勢いがありました。また、人を軽蔑するような態度も観られます。軽蔑は人に与えるダメージが深刻な態度であることが知られています（杉山ら、2015）。カウンセラーは上長との面談でGさんの態度についての心の準備をしていたので大きなダメージは受けませんでした。ただ、仮に知らなかったら訓練を受けたカウンセラーでも驚いてショックを受けてしまったかもしれない…と感じました。不意にこのような態度で言いがかりをつけられたら後輩や同僚は深く困惑してしまうだろう…と職場でのコミュニケーションを察しました。

一方で、カウンセラーはGさんとの個別のカウンセリングの場にいますので、すぐに切り替えてGさんの背景にある願望に意識を集中させました。また、Gさんが仕掛けてきた「軽蔑ゲーム」とでも言うべき展開に乗らないように話を戻すことを考えていました。

そこで「そうですね。そう思われるかもしれませんね。ただ、Gさんが良い気がしないことを丁寧に考えることで、上長が期待しているGさんの自己理解も深まるかもしれません。せっかくの時間なので、このことについて考えてはどうでしょうか。」と改めて提案をしました。Gさんは「ああ、自己理解ってこういうものなんですね。わかりました。私もわざわざ時間を作ってきたので、この時間は考えてみます。」と合意の意思を示してくれました。

4-25　クライエントに求める役割とカウンセラーの態度

さて、ここまで紹介してきたようにGさんは独特の対人関係のスタイルを持っています。カウンセラーの印象としては、他者の足りないところに注目することで自分を省みることを避けており、また意識的か無意識かわかりません

が人を動揺させることで人と距離をとって他者が自分に侵入してこないようにしているように見えました。

これはこれで一つのスタイルですが，職場の中でこのようなコミュニケーションを展開することで，この章の図4-2のように職場のメンバーの心も荒らしているのかもしれません。何らかの介入が必要な状態ですが，CBT的なセルフ・モニタリングをお願いするのは難しそうです。そこでカウンセラーはIPTの方法で支援することを考えました。

IPTは医療の中で発展したので，対象者に患者役割を担ってもらいます。しかし，Gさんのケースのようなカウンセリングでは必ずしも治療の場として提供されていないので，患者役割は必ずしも求めません。その代わり，同じ目標に向けて協働する同盟関係に誘導します。CBTでは時にジムのトレーナーや習い事の先生のような態度も取りますが，IPTに基づくカウンセリングではクライエントは実際のコミュニケーションを教える，カウンセラーは教えていただく，という関係を基本にします。その上でIPTが想定する4つの対人関係の問題領域に応じて，コミュニケーションを改善する心理教育を行います。

4-26 IPTが想定する4つの問題領域

対人関係の問題はお互いの感情的な問題の影響でややこしくなりがちですが，IPTは次の4つに整理しています。

1．悲哀：重要な人の喪失や死別など
2．対人関係上の役割をめぐる不和：身近な人間関係でお互いに期待する役割の不一致
3．役割の変化：身近な人間関係でお互いに期待する役割の変化
4．対人関係の欠如：身近に親しい人がいないなどの孤独や孤立

IPTではこの中からクライエントが直面している問題領域を1つか2つ選び出します。質問への回答を通して選び出しますが，まずはそれぞれの内容を

詳しく考えてみましょう。

4-26-1 悲哀

　悲哀とは，重要な人を失くした後の正常な反応です。死別に限らず，転居や異動で心の支えにしていた方が生活空間からいなくなることも「重要な人を失くした」事態の一つと考えます。失くした人の重要性が高すぎると，何か月も何年も悲しい気分が続いたり，突発的に悲しい気分に襲われて日常生活に支障をきたす場合もあります。2週間以上も重たい悲哀が続いていたら，医師や臨床心理士などによる治療的な支援について話し合うことも必要です。悲哀反応は人を自死に追い詰めるリスクもあるので，人生に絶望するようなところを感じたらうつ病に発展する可能性も考慮しなければなりません。

　また，悲哀はとても苦しいので，怒りや不満という形にすり替えて心の痛みから逃げるクライエントもいます。怒りや不満の背景にはこのような一種の防衛機制がある可能性も考慮してカウンセリングを進めましょう。

4-26-2 役割をめぐる不和

　クライエントと重要な他者がお互いの役割に関して抱いている期待にずれがある状況です。人はお互いに何かを期待し合って生きています。そして，他者が期待に沿ってくれないと裏切られたような気持ちになってしまいます。ヒトの脳には「裏切り者探索モジュール（杉山，2016）」と呼ばれるものが備わっているので，期待に沿わない他者に強く反応します。

　筆者の印象ですが，役割をめぐる不和について自覚があるクライエントはあまり多くないようです。そこで，対人関係についての質問で期待がずれていることに気づいていただくように心がけましょう。たとえば，「そこであなたは何が知りたかったのでしょうか？」「そこであなたは相手がどのように反応してくれると想像していたのでしょうか？」などの質問が考えられます。

　クライエントが深い困惑を抱えていて，質問に答えられない場合はクライエントが重要な人間関係について「何を語っているか」「何を省いているか」に着目します。また，主訴の前後で対人関係がどのように変化したかを，クライエントに注意深く尋ねることで期待のズレが見えてくる場合もあります。

4-26-3 役割の変化

　周りの人たちがクライエントに求める立場や役割が変わる中で，クライエントがその変化に対応できない状況です。役割の変化に気づかない，あるいは受け入れられない場合，人はそれ以前の役割を生きようとします。そうすると，周囲とのストレスが増えてコミュニケーションが荒れてきます。

　多くは次のようなライフイベントに伴って役割が変化します（表4-1）。また，役割の変化が自分自身の喪失，あるいは重要な他者の喪失と感じられる人もいます。このような場合は，一種の悲哀にあるような心理的反応を示すこともあります。

◦ 転居
◦ 転職
◦ 離婚
◦ 実家を出る
◦ 経済的変化
◦ 健康上の変化（病気の診断など）
◦ 家庭内での役割の変化（出産・介護など）
◦ 職場での役割（立場）の変化
◦ 引退

表4-1：役割の変化を伴いやすいライフイベント

　役割の変化についてアセスメントするためには，クライエントの生活に変化を与える出来事があったという事実の有無を確認する必要があります。そして，もっとも重要なことは，たとえば，昇進のように一般的にはポジティブにとられることでも，クライエント個人にとってはストレスフルな出来事になっていないかどうか，という問題です。つまり，変化をクライエントがどのように経験しているか，がもっとも重要です。

　また，その変化がクライエントの対人関係に影響を与え，自尊心を低下させている場合もあります。たとえば，実務力に自信を持っていた人が管理職になって，実務から離れてしまうような場合です。このように，クライエント個人がどのように体験しているかがもっとも重要なのです。

4-26-4 社会的孤立

　ライフイベントの中にはそれまで適応していたコミュニティやネットワークから引き離されてしまう場合もあります。ヒトは人とコミュニケーションをしないと心身の安定を保てない生物なので，新しいネットワークを作ったり，または新しいコミュニティに馴染むといったことが必要です。ただ，スムーズに新しいコミュニティを持てないと孤立感を深めることになります。このような状況が社会的孤立です。

　心理学のストレス研究では，ソーシャルサポートネットワーク（社会的な絆）がない状態は，その状態そのものがストレスであると言われています。したがって，一日に一回以上，人と話してホッとしたり，気兼ねなく何でも話せる時間が持てていないとしたら，社会的に孤立している可能性を考えてもよいでしょう。

　もちろん，社会的孤立の感じ方には個人差があります。孤立しても「人に合わせなくていいので楽だ」と感じる人もいます。ただ，本当はそれを苦に思っている人であっても「一人で頑張らなければならない」という信念を持っていると，「別に平気です」と言ってしまうこともあります。長く孤立していると，孤立を肯定する価値観を作って自分を守るようになるのです。筆者はこの価値観を「甘えの断念」として概念化し，長年研究してきました（e.g., 杉山・坂本，2001）。その中で「他者は自分をないがしろにするものだ」という気持ちが強い男性はこの価値観に救われることもあります。ただし，女性ではこの価値観で一時的に救われたとしても，長期的には気分不調に悩まされることが多いようです。

　また，「他者は自分をないがしろにするものだ」という感じ方を筆者は「被拒絶感」と呼んでいます。筆者の研究で被拒絶感が高いこと自体もさまざまなストレス反応や心理的な不調を招くことがわかっています（e.g., 杉山，2005，2018）。つまり，カウンセラーは「実際に孤立した環境にいるかどうか」だけでなく，「自分が孤立しているように感じているかどうか」にも注目する必要があるのです。

4-27　Gさんの問題領域

　ここでGさんの問題領域を考えてみましょう。悲哀は時に怒りや不満として表現されることもあります。Gさんも怒りや不満を抱えていそうなので，実は何らかの喪失体験にずっと悩まされていた可能性もあります。ただ，Gさん自身に悲哀はおろか自分の怒りや不満への自覚があるかどうかわかりません。当面はカウンセラーとしての仮説にとどめて，拙速に悲哀に注目した心理教育をしないほうが良さそうです。

　役割をめぐる不和について，Gさん本人から「仕事で足を引っ張られると…」という発言がありました。相互に期待している役割のズレが職場の人間関係の中にありそうです。したがって，役割をめぐる不和はカウンセリングで扱うべきテーマの有力な候補となりそうです。

　役割の変化については特に大きなライフイベントはGさん本人からも上長からも情報がありません。今のところは考慮する必要はなさそうです。一方で社会的孤立は上長からのお話を聞く限りでは職場で孤立している可能性を排除できません。ただ，Gさん本人には悲哀と同じく自覚があるかどうかわかりません。そこで，カウンセラーは役割をめぐる不和を中心に考える方法を取りました。

4-28　現在の重要な人間関係に注目する

　Gさんは職場で仕事の足を引っ張られると感じているということだったので，カウンセラーは「それはお困りですよね。このことについてもう少し詳しく教えてください。」とお話してもらうように促しました。

　IPTでは原則として現在進行形の人間関係と問題の関連性に注目します。現在を理解するために過去のエピソードを聴くこともありますが，「今，職場で何が起こっている？」に集中するのが基本的なカウンセラーの態度です。この場合は結果的に図4-5のようなシートができました。シートが概ね完成したところで，IPTの問題領域の理論に基づく心理教育を行います。たとえば次のような伝え方になります。

「私たちの間では，人はお互いにお互いの役割や作業について期待を持ちながら仕事や暮らしを営んでいると言われています。相手の実際が期待と大きく違うと，心理的に不快になることが多いのですが，Gさんもこのような感じなのでしょうか？」

心理教育の後にはお伝えした内容について，「Gさんに当てはまりそうでしょうか？」と心理教育についての評価をしてもらうことがポイントです。Gさんの場合は「そうなんですよ。まあ，お話するほどのことでもないのですが…」と職場の同僚や後輩の能力がいかに不当に低いか，そのことで自分がどのような被害にあっているか，ひとしきり語りました。心理教育そのものは当てはまると評価しているようです。役割をめぐる不和が問題領域と考えて良さそうなので，これもシートに記入しました。なお，問題領域のネーミングはIPTのまとめ方に拘る必要はありません。筆者はクライエントがより実感を持てる言葉に言い換えることもあります。

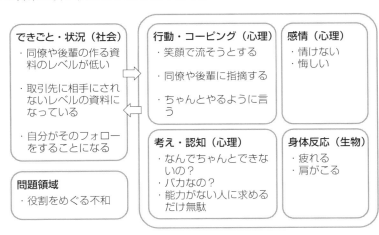

図4-5：Gさんのケースフォーミュレーション

4-29 対人関係の変容を目指して「期待」を明らかにする

CBTではシートに反映された認知，行動，感情に注目しますが，Gさんの場合は自分が変わろうという意識は恐らくありません。そこで，クライエント

の感情や気持ちを引き起こした対人関係やコミュニケーションへの注目を徹底します。

Gさんの場合は同僚や後輩にどのような期待を向けているのか話し合うことになります。ただ、Gさんの場合は期待という言葉を使うと、違和感を感じそうな印象があります。そこで、「後輩や同僚には本当はどのようにして欲しいと思っているのでしょうか？」という聞き方をします。お話の中ででてきた期待としては、「ちゃんとやることはやって」、「私の負担を増やさないで」、などでした。そして、実態としてはワークシートの「できごと・状況」にあるようになっており、そしてそのことで情けなく思いや、悔しい思いをしていることを確認しました。

4-30 コミュニケーション分析

ところで、ここまでお読みになったみなさんは、Gさんの感じ方や個性はそれなりに偏っているように感じているのではないかとお察しします。筆者もGさんはパーソナリティに偏りがあると考えています。しかし、CBTとIPTでは「できるかぎりパーソナリティや深い精神世界の問題は扱わない」ことを徹底します。そこで、Gさんと後輩や同僚が実際にどのようなコミュニケーションを取っているのか、教えていただくプロセスに入ります。なお、このプロセスは「Step 1」に該当します。

Gさんの場合はシートに行動を書き出してもらっているので、この内容を手がかりにします。たとえば次のような進め方になるでしょう。

「Gさんはこのようなときに、笑顔で流そうとしたり、同僚や後輩に指摘なさったり、ちゃんとやるように言ったりしているのですね。いろいろと工夫しているのが伝わってきます。後輩さんや同僚さんの反応はいかがでしょうか？たとえば、笑顔で流そうとしているとどうなるのでしょうか？」

このように具体的なコミュニケーションに言及することが重要です。Gさんの場合は、「レベルの低い資料が出来上がっていくだけなので、だんだん笑顔でいられなくなります。」とお答えになりました。コミュニケーションとは必ずしも誰かに何かを働きかけるものばかりではありません。「何も働きかけな

い」こともコミュニケーションの一つです。なので,「笑顔で流そうとする」というGさんのコミュニケーションに対して,後輩や同僚が「(Gさんからみると)レベルの低い資料を作り続ける」という反応を続けていることがわかります。

　ここで「どんな思いで,笑顔で流そうとしているのでしょうか？」と尋ねると「自分でレベルの低さに気づいて修正してくれないかな…と思っています。」と答えました。これでGさんの期待が更に深くわかります。そこで,Gさんの期待を更に言葉にしてフィードバックします。また,期待が裏切られていることへの共感的な言葉を添えましょう。なお,ここからは逐語録的にカウンセラーとGさんのやり取りをご紹介します。「**Co**：」がカウンセラーの発話,「**Gさん**：」がGさんの発話です。

Co：Gさんは後輩さんや同僚さんが自分で気づいて修正してくれるといいなあ…と思っているんですね。でも,そうならないのは残念ですね。

Gさん：本当にそうです。でも,私はあの人達の上司でも指導者でもないので,私が教えるのも変だと思うので,本当は流したいんです。

Co：本当は流したいんですね。でも,流せなくて指摘してあげることになってしまう…。

Gさん：そうなんです。指摘してあげるのは私の仕事じゃないんですけど,その資料を私も使うことがあるのでレベルが低いと結果的に私も困ってしまうんです。情けない気持ちになりますけど,見かねて指摘してあげてるんです。

Co：そうだったのですね。それは本当にご負担ですね…。しかも,Gさんが不利益を受けるかもしれない…。本当に困りますね。

Gさん：そうなんです。まあ,大問題というわけではないんですけど,あとあと私が困ることを考えると言葉は悪いですが「ちっ！」と言いたくなっちゃいます。

Co：そうですよね。それぐらい言いたくなりますよね。ところで,後輩さんや同僚さんはどうしてレベルの低い資料を作り続けるのでしょうか？（他のコミュニケーションの方法に導く伏線としての質問）

Gさん：そうですね…。それがあの人達のレベルということなんじゃないかと思います（コミュニケーションに目を向けるStep 1から逃げている）。

Co：そうかもしれませんね。それで足を引っ張られたらたまりませんね（Step 0にもどり，Gさんに見えている物語を尊重する姿勢を示す）。後輩さんや同僚さんは自分で自分のレベルに気づけない人達なのですね（物語を尊重しつつ，後輩や同僚について注目するStep 1に向かうように誘導している）。

Gさん：そうですね。

Co：聞きかじった話で恐縮ですが，職場にいい仕事のお手本がいらっしゃれば，自分の仕事のレベルには自覚を持てる事が多いようですね。そこから改善していくこともあるようです（Step 1に向かうために，一時的に一般論に話を逸らしている）。たとえばGさんの作った資料とか，彼らは目を通す機会などはあるのでしょうか？（資料をめぐるコミュニケーションの確認でStep 1に導く）

Gさん：あるはずなんですけど，自分のレベルには気づかないみたいですね。

Co：そうでしたか。せっかくの成長するチャンスなのに，彼らは見逃しているみたいですね。もったいないですね。

Gさん：まあ，私には関係ないことなんですけど（あくまでもコミュニケーションに目を向けることから逃げ続ける）。

Co：そうですよね。深く関わりたくないですよね。ところで，Gさんの作った資料を共有する時に「こんなふうに作ってみてよ」とお話するような機会はないでしょうか。

Gさん：なくはないですが，私の仕事じゃないので…（期待の一方で，期待する方向に相手を誘導するコミュニケーションを避けている）。

Co：そうですよね。でもGさんの上長はGさんを高く評価しているように聞こえてきました。もしかしたら，いずれは人を使う立場に…ともお考えなのではないでしょうか？（コミュニケーションに目を向ける動機づけを探しての質問）

Gさん：そうですね，確かにそういうお話もありましたね。

Co：ああ，やはりそうだったんですね。上長に期待されていて素晴らしいで

すね。では，Gさんのおかげでみんなの資料作成のレベルが上がったら上長も喜ぶでしょうか？

Gさん：それはそうかもしれませんね。

Co：大した問題ではないとおっしゃっていましたが，私にはGさんが少しでも不快に思うのであれば改善したほうが良いようにも思えるのです。仮に上長が期待しているように人を使う立場になったら，職場の改善を考える日々になるかもしれませんし，この機会に練習しておくのもいいかもしれませんよ（将来を期待されているという物語をコミュニケーション改善への動機づけにつなげる心理教育）。

Gさん：そうかもしれませんね。私の仕事じゃないと思っていましたが，ちょっと考えてみます。

4-31 非指示的なスタンスと提案のバランス

CBTもIPTもクライエントが自発的に変化や改善に向けて考えていれば，非指示的に傾聴を重ねます。ただ，Gさんのように質問を含めたやりとりをしていく中で，コミュニケーションに目を向けることを避け続けるような場合には，心理教育や提案の形でクライエントを誘導することも必要です。ただ，できる限り質問の形をとって，誘導的な態度は控え目に行う必要があります。

人は他者の態度に説得的な意図を感じると，心が固くなって説得を拒否しようとします（杉山ら，2015）。このことは心理学では心理的リアクタンスと呼ばれています。そのため，説得的な態度は極力避ける必要があります。しかし，Gさんのようにコミュニケーションを考えることから逃げ続けている場合は，他の動機づけと結びつけるなどの形で誘導することが必要な場合もあります。

4-32 Gさんのその後

Gさんは自分のコミュニケーションに問題があるとは思わない状態で来談したので，自分のコミュニケーションには改善の余地があると気づくプロセス

に誘導するところまでがカウンセリングの目標になりました。何かが変わるプロセスとしてはまだまだこれからですが，自分のコミュニケーションに気づく入り口に立てたという意味では，一定の展開があったと言えるでしょう。

カウンセリングはその後，カウンセラーが「少しでも自己理解のお役に立ったでしょうか？」と評価を求めたところ，「私自身の次のステップに向けてできることはあまり考えていなかったので，これまで考えていなかったことを考えられてよかったです。でも，ちょっと疲れました。」とポジティブな評価とネガティブな評価が入り混じりました。

カウンセラーはもう来談しない可能性も考慮して，カウンセリングの最後に悲哀の問題領域がある可能性について言及してみました。カウンセラーは「間違っているかもしれませんが，割と最近，あるいは数年前に，ショックを受けるような出来事はありませんでしたか？」と問いかけました。Gさんは「なぜ，そう思うのですか？」と聞き返しました。カウンセラーは「働く30代の女性の多くが何かしらショックな思いを抱えていることが多いので，ちょっと気になってしまって…」とGさんの何かが気になったのではなく，一般論としてという形で答えました。これはノーマライゼーションといって，クライエントに「特別な目で見られている」という負担をかけないカウンセリングのコツの一つです。

するとGさんは「ここで話すつもりはなかったのですが，2年くらい前に結婚を考えていたのですが彼が不誠実で話が進まなかったのです…。その頃にずっと私を可愛がってくれていた祖母も亡くなって…。」と喪失体験があったことをお話になりました。Gさんの後輩や同僚への態度には，その喪失体験に伴う悲哀があるのかもしれないという新たな支援仮説が浮上しました。このことについて話し合うかどうかはGさん次第ですが，カウンセラーが心からクライエントを心配して，自分にできる支援は何でも行おうという姿勢を持っているとカウンセリングがより深く展開します。

第5章 事例の中での CBT と IPT
――効果的な使い方

● この章のポイント

　CBT も IPT も方法論に過ぎません。カウンセラーとクライエントが協働的に考えるカウンセリングの中で自然に活用できることが必要です。第3章，第4章でも具体例を通して方法論をご紹介してきましたが，ここでは来談から関係構築，そして主訴の軽減に至るまでの一連のケース展開の中でどのように活用できるのか，ご紹介しましょう。
　なお，事例の中にはさまざまなニーズがあります。特に CBT はさまざまなニーズに対応できる多くの技法を持っています。ここでは第3章で紹介しきれなかった，よりアドバンストな技法も含めて具体的な使い方を考えてみましょう。

5-1 自分の適性と職場の人間関係に悩む30代女性の H さん

> **Point** H さんとのカウンセリングのポイント
> ・H さんはご自身について深く考える動機づけがなかった。
> ・"転職" という選択肢も考えていたが，本当の主訴は職場の人間関係にあった。
> ・関係構築にキャリア・ストーリー・インタビューを取り入れた。
> ・一般的な正論で本当の気持を覆い隠すストレス・コーピング（防衛機制）が H さんの本当の悩みも覆い隠していた。
> ・H さんの本当の願望と向き合い IPT を実施して職場における H さんの新しい展開が始まった。

5-1-1 来談まで――新卒から転職までの10年間

　H さんは4年制女子大を卒業後にあるメーカーに事務職員として就職し，10年弱で総務，経理，調達などを回りました。そんな時に，勤務先が同業他社に買収されました。希望すれば買収後も働き続けられる可能性もありました。ただ，整理解雇が伴う可能性がある買収でした。H さんは対象になっていま

せんでしたが，買収元の従業員に対する姿勢が気になり馴染める気がしませんでした。また，経理を担当していた時代に簿記の資格を取り，他にも在職中にいくつか資格をとっていました。その中で「資格もあるし，転職も一つの選択肢かもしれない」と考えて買収元への採用は希望しませんでした。

ただ，転職活動は思うように行かず，結果的に失職ぎりぎりのタイミングで教育産業系のベンチャー企業に内定しました。前のメーカーと比べると規模はずいぶん小さくなりましたが，女子大時代に児童関係の科目が興味深かったこともあって，入社前にはそれなりに新しい会社に期待していました。

5-1-2 来談まで──転職後：女子二人の世界から疎外された職場

入社後は事務課に配属され，40代の男性管理職（開発課のチームリーダーも兼ねる）と先輩の女性社員二人（一人は年上，一人は年下），男性社員一人（年下）で社内の事務の一切を取り扱っていました。ただ，管理職は開発（企画・営業）におけるチームの一つを率いるリーダーも兼ねていました。そこで，基本的には平社員の4人で仕事を回すことになっていました。

仕事の分担や担当は大まかには決まっていましたが，不明確なところもありました。社歴が最も長い年上の女性社員が何となくリーダー的なポジションでしたが，仕事の責任はやや曖昧でした。また，年下の男性は割と丁寧にHさんに仕事を教えてくれましたが，女性社員二人は何となく女子二人の世界を作っているような感じでHさんは疎外感のようなものも感じていました。

そんな折に男性社員がより大手の同業他社に転職して，しばらくは3人で回すことになりました。業務が多忙になったのも負担でしたが，Hさんにはその中で疎外感を強めることになったことがもっと辛く感じられました。Hさんは新しい人が入ってくるのを心待ちにしていました。

新年度になって，新卒の女子社員が入ってきました。愛嬌のある人柄で，男性管理職とも他の女性社員二人ともすぐに打ち解けた様子でした。Hさんから観ると女性社員二人の世界が三人の世界になっただけで，Hさんがその外にいる状況は変わりませんでした。Hさんの疎外感はますます強くなり，落胆したHさんは再び転職も考えるようになりました。一人で考えることに疲れたHさんはカウンセリングを利用することにしてみました。

5-1-3 柔らかい服装とキリッとしたメガネが対照的なHさん

　相談申し込みの主訴の欄に「これからの働き方について。転職など。」と書き込んだHさんは，カウンセリングを使うのは初めてということで少々硬い面持ちでした。出で立ちはロングヘヤーにゆるく自然な巻き髪，フワッとしたスカート，パステルカラーと原色を上手に組み合わせる服装など女性らしさを漂わせるおしゃれでセンスの良い雰囲気でした。メイクも自然で誰の目にも柔らかい印象を与える印象でした。

　ただ，メガネだけがキリッとした感じの黒縁メガネで，服装やメイクの柔らかい雰囲気からすると少々違和感がありました。カウンセラーの感想ですが，女性同士の服装チェックで鍛えられてきた「スキがない女性」で，なおかつメガネで「デキル女性」の雰囲気を出しているような印象を受けました。また，舐められないように心がけている可能性があるので，失礼のない態度を一層心がけつつカウンセリングでは多少はリラックスして欲しいとも考えていました。

　また，メガネからは視線や表情を隠したがっているかのような印象も受けました。Hさんを脅かさないように配慮する必要性も感じていました。

　インテークでは概要にあるような来談までの経緯をお話くださりました。今の職場の話になると，メガネ越しに眼球が右寄りに向かっている様子が感じ取れました。すぐにわかるような表情の変化はありませんでしたが，実は眼球運動には脳の活動が反映されます（吉村・牧岡，2016）。何らかの情緒的な反応をしている可能性も考えられました。カウンセラーはHさんの頭の中では職場をめぐるさまざまなことが展開されていたのだろうとお察しして，Hさんの職場での苦悩に思いを巡らせていました。

5-1-4　キャリア・ストーリー――頼られる女性でありたい

　CBTもIPTも必要以上に生育歴には言及しないことが多いのですが，Hさんも話したい様子はありませんでした。そこで，子どもの頃の憧れ，好きなTV番組や雑誌，お気に入りの映画やストーリー，好みの名言や格言，幼い頃の印象に残っている思い出についてうかがいました。これはキャリア・ストーリー・インタビュー（Savickas，2005）を参考にした質問です。主訴が働き方

についてだったので「Hさんにぴったりな働き方を探すための方法です」と紹介して答えてもらいました。

　Hさんは「もう，忘れていることが多いんですが…」と言いながらも，楽しそうに答えてくれて硬い面持ちが少々柔らかくなりました。子どもの頃の憧れとしては，スーパーパワーでみんなを助ける冷静な女性ヒーロー，お気に入りの番組は女医や女弁護士が登場するドラマ，お気に入りの映画はナッシュ均衡で有名なJ. Nashの生涯を描いた「ビューティフル・マインド」で主人公の妻に共感したそうです。好みの名言や格言は特になしでした。

　子どもの頃の思い出は家族旅行などがまず語られましたが，少々複雑なものもありました。中でも小1くらいのときに母と弟とお出かけをして，Hさんがおいて行かれたエピソードに感情がこもっていました。お出かけの途中でHさんは忘れ物か落とし物をして「探してくる」と母に伝えて元来た道を戻ったらしいのですが，母と弟と別れた場所に戻ったら，すでに移動している母と弟の後ろ姿が遠目に見えたそうです。そして，母と弟は先に行ってしまってすぐに姿が見えなくなってしまいました。Hさんには行く先の見当はついていましたが，道がわかる自信がありませんでした。そこで，仕方がなく自宅に戻って玄関前で母と弟の帰りを待っていました。母と弟はやがて戻ってきましたが，母親には「行き先はわかってるのに，どうして着いてこなかったの」と叱られたそうです。

　カウンセラーが子ども時代のHさんに共感して「叱られて嫌でしたか？」と尋ねたところ，「不思議な人だなって思いました。私の母って時々不思議なんですよね。」と語り，母親の最近の"不思議"なエピソードも語ってくれました。カウンセラーは母親には複雑な思いがあることを察していました。

　なお，このインタビュー方法は子ども時代の憧れから入り，一連の流れで子ども時代のエピソードを聴くことができます。生育歴をダイレクトに聴くと「子ども時代を聴取されている」という感じになってしまって，クライエントが構えてしまうことがあります。Hさんのように，ちょっと硬くなっているクライエントにはキャリア・ストーリー・インタビューの方法を参考にした聞き方のほうが自然に子ども時代のエピソードが語られることがあります。ただ，生育歴としての情報は断片的になるので，体系的に生育歴情報が必要な場

合はそのためのインタビュー法の方が適しています。

5-1-5 頼られて楽しかった一方で緊張感もあった学生時代

キャリア・ストーリー・インタビューで語っていただいたことについて，カウンセラーから「子どもの頃の憧れなどから，どのような人でありたいのか見えてくると言われています。Hさんの場合は，どうでしょうか？」と考えていただくように促しました。するとクライエントは「人を助けてあげるということに漠然と憧れていたような気がします。女子大ではゼミ活動の企画や計画をして，お世話役のようなことをしてました。ゼミの先生が頼りなかったので，ゼミ生と先生をつなぐ役も私でした。ゼミ長は別にいたんですけど…。今思えばそのころが一番楽しかったです。」と語りました。カウンセラーは女子大時代のエピソードを聞きながら，その当時のHさんのアセスメントシートを作成しました（図5-1）。

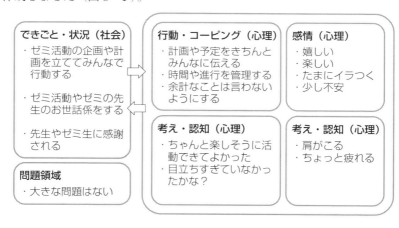

図5-1：Hさんの学生時代

カウンセラーはHさんに，このシートを見ての感想を聞きました。すると「楽しかったですね。」と答えました。ただ，Hさんの表情には誇らしげな雰囲気とともに緊張感が漂っていました。そこで，「私にも楽しさが伝わってきました。でも，時にイラッとしたり，不安になったりもあったのですね。」とコメントを返して反応を待ちました。

すると,「そうですね。楽しいだけの場はないので,こういうものかなあ…とも思っています。」とお答えになりました。認知と感情の関係をさらに詳しく尋ねたところ,「仕切るようなことをすると目立ってしまう。目立ちすぎると悪く思われることもある。」という思いが「少し不安」につながっていました。また,「ちょっと頼りない先生やゼミ生」にはたまにイラッときていたということでした。

シートについてひとしきり話した後で,ここまででHさんの価値観のようなものが語られてきました。そこで再保証的な対応としてカウンセラーは「なるほど,楽しいだけの場はない…たしかにそうですよね。私にはとても大人な考え方のように見えました。素敵ですね。」とHさんを尊敬する態度を取りました。Hさんは嬉しそうにしながらも,小さく固まっていたのでカウンセラーは"褒められ慣れていないのかもしれない"という印象を持ちました。

5-1-6　頼りにされるHさんをめぐる対話とカウンセラーの態度

次にカウンセラーはHさんの誇らしげな雰囲気から「Step 0」の姿勢として「頼りにされるHさん」という物語にコミットすることを考えました。そこでカウンセラーがそのような姿勢を取ってもいいかどうか確認するために「Hさんは頼りにされる中で自信や自分らしさのようなものを感じる方なのかなあ…という気がしてきたのですが,Hさんとしてはいかがでしょうか?」と問いかけの形でコメントをしました。

Hさんは少し考えた後で「うーん,確かに頼りにされるのは程度にもよりますけど,嫌いじゃないかもしれないです。前の職場や中学高校で後輩とかいたときも楽しかったですし。」と答えてくれました。Hさんはどのような状況でイキイキするのか,Hさんにもカウンセラーにも少々見えてきました。どうやらカウンセラーが「頼りにされるHさん」という物語にコミットすることはHさんにとって悪くないようです。ただ,「程度にも…」というお言葉もあるように,コミットしすぎないことも必要に思われました。

5-1-7　職場で感じる悔しさ

ここで,「Step 1」への導入として今の職場の状況を聞きました。Hさんに

よると子どもに関わる教育産業は興味があるし，会社全体としては活気があって嫌いじゃないということでした。ただ，事務課の中で「自分がここにいて良いのか…」と感じることがあるので，転職を考えているということでした。そこで，職場で何が起こっているのかアセスメントシートで外在化してみました（図５−２）。考えと感情の対応関係は，「私のほうが詳しいことだなあ」が「悔しい」「イライラ」に，「私の居場所がない」が「不安」に関わっているとのことでした。他の考えは特に感情とつながっていないようです。

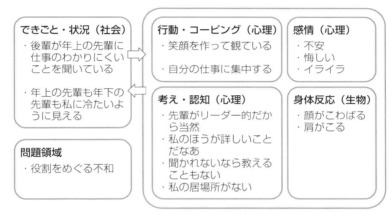

図５−２：Ｈさんの職場

シートへの感想を求めたところ，複雑な顔をしてしばらく黙っていました。そして，「職場では感じたことがないのですが，なんだか観ていると悲しくなってきました…」とお話になりました。カウンセラーは「そうですよね…。なんだかＨさんの悲しさが伝わってきたような気がします。職場では悲しいと感じないようにがんばっているのでしょうか？」と尋ねると「よくわかりませんが，これ（シート）を観ていると悲しくなってきたんです。」とお答えになりました。

5-1-8 Ｈさんを追い詰める「合理化」とカウンセラーの支援仮説

実はカウンセラーの質問はＨさんの不快な感情へのストレス・コーピング（防衛機制）を意識してのものでした。Ｈさんは母親とのエピソードで"母は

不思議な人なんだ"という理屈で母親への感情をコントロールしていました。このようなコーピングは「合理化」と呼ばれるものです。職場のワークシートの認知にも"先輩がリーダー的だから当然"という理屈があります。一般的には正論と考えられるものですが，一方でHさんには"私のほうが詳しいことだなあ"という気持ちがあります。

　この認知が感情につながっているので，Hさんの中ではこの認知のほうが正論だと察することができます。Hさん的な正論を，一般的な正論で覆い隠してイライラや悔しさを減らそうとしているというプロセスが見えてきます。

　そしてイライラや悔しさといった他者に批判的な心情は，抑うつ感などの悲しい気持ちへのストレス・コーピングである場合も考察されています（e.g., 杉山，2018；Bodner & Mikulincer, 1998）。人は悲しくなってしまうと身動きが取れなくなるので勤労者の多くは感情をコントロールしたり，他者に対する批判的な心情に転化してがんばっています。Hさんもこのように心理的な努力を人知れず行っているのではないかという仮説から上記のように「職場では悲しいと感じないようにがんばっているのでしょうか？」と質問してみました。

　しかし，Hさんは「悲しい」と感じることはできたものの，このような心の動きに目を向けることは避けたい様子でした。Hさんへの支援としては認知再構成法も一つの選択肢ですが，Hさん的な正論に目を向けることをHさんは望んでいないようです。カウンセラーもHさん的な正論にHさんという存在（実存：生きる意味）が反映されているように感じたので脅かしたくない気持ちになりました。そこでIPTにおけるコミュニケーション分析に誘導しました。

5-1-9　Hさんのコミュニケーションの改善

　カウンセラーからHさんにIPTの問題領域についての心理教育を行って，この状況が「役割をめぐる不和」と言われていること，多くの人が悩みやすい状況であることを説明して，Hさんに問題はないことを強調しました。ただ，やり方によっては改善ができる状況で，改善したら転職を考える必要がなくなる可能性について提案しました。Hさんがこの提案に同意してくれたの

で，何から改善できそうか考える方向に誘導しました。

　ここでカウンセラーは，シートに描かれたHさんの行動と身体のギャップに注目しました。この状況ではHさんは「笑顔を作って観ている」と言っていますが，身体としては「顔がこわばって」います。Hさんは意識していないようですが，ヒトは人の表情に反応します。もしかしたら，職場の女性たちもHさんの醸し出す雰囲気に何かしら反応して近寄りがたく，また話しかけにくく思っているのかもしれません。そこで，Hさんと次のように話し合いました。

Co：Hさんはこの状況では黙って笑顔で観ているようですが，顔もこわばっているのですね…。悔しい思いもあるのでこわばるのはわかる気がします。
Hさん：変ですよね，笑顔のつもりなのに怖い顔をしているのかもしれません。
Co：ああ，ここでお会いしている限り私にはHさんの怖い顔は想像できませんが，人間ですもの，怖い顔になってしまうこともありますよね。
Hさん：先生も怖い顔になる時があるんですか？
Co：私も人間ですから…きっとあると思います。Hさんは誰かが怖い顔をしていたらどんな感じになりますか？
Hさん：その人に話しかけたくない，いえ，観たくないから無視したくなっちゃいますね。
Co：そうですよね，私も同じ様になると思います。
Hさん：私もそう観られてるのでしょうか…。
Co：ここでお会いしている限りでは私はHさんが怖く見えたことはありませんよ。少なくとも私にはHさんが怖く見えるのは信じられない気持ちです。でも，職場ではそう観られているかもしれない…と？
Hさん：ここでは先生が私の話をちゃんと聞いてくれるから，怖い顔にならないんだと思います。職場では無視されているような気持ちになって，悔しい気持ちになるので…。
Co：そうでしたね。ここでお会いしているのと気持ちが違うのですね。
〈中略〉

Co：後輩が先輩に仕事のことを聞いている時に黙っているのではなくて，自然に中に入ってみたらどうでしょうか？
Hさん：でも，先輩が教えている時に私が割り込むと邪魔にされそうで，できない気がします。
Co：先輩が教える人，後輩が教わる人，という役割ですよね。確かに先輩の役割をHさんが取ってしまうと，邪魔にされるかもしれませんね。たとえば，先輩も後輩も邪魔しないように「それ，私も確認したかったんです。一緒に教えてもらってもいいですか？」と二人目の教わる人になってみるのはどうでしょうか？
Hさん：ああ，それは考えたことがなかったです。先輩も後輩もダメとは言わない気がします。
〈中略〉
Co：コミュニケーションが増えると後輩もHさんを頼りやすくなるかもしれませんし，先輩もHさんはこれが得意なんだとわかってもらえるかもしれませんね。そうなるとシートの状況は変わりそうでしょうか？
Hさん：そうですね。〈中略〉学生の頃は楽しかったとなんとなく思い出したりしていましたが，何が楽しかったのかわかってきました。職場が同じように楽しくなるかわかりませんが，私がどうすればいいのかちょっと見えていた気がします。

5-1-10　カウンセラーの感想①──感受性が強いHさん

　こうしてHさんは「職場の中で無理のないコミュニケーションの機会を増やす」ことを通して「頼りにされるようになる」という展開を目指していくことになりました。カウンセラーの感想としては，Hさんは人に頼られたいと思う一方で人の悪意にやや敏感な印象がありました。先輩の女性二人が二人だけの世界を作ってしまっているように見えたのも，もしかしたらHさんの悪意に敏感なところが「二人の世界を作って私を排除している」と感じさせたかもしれません。このことで生まれたHさんの疎外感が二人に対する被害感や攻撃的な気持ちに転嫁されていた可能性があります。
　恐らくですが，先輩の女性二人もHさんに親密に話しかけづらかったこと

でしょう。また，新卒の後輩もHさんと仲良くしたいと思っていても，話しかけにくい雰囲気を出していたのかもしれません。

5-1-11 カウンセラーの感想②――カウンセラーは安心できる場を提供できたのだろうか？

Hさんには，CBTの認知再構成法や次の事例で紹介するスキーマへのアプローチが有効だった可能性もあります。しかし，Hさんは自分の個性を考えることは希望していませんでした。

この点についてはカウンセラーには反省するべきことがあります。それはHさんが安心して自分を省みる場を提供できなかった可能性です。自分を省みる作業は負担が高く，脅かされる感覚も伴います。したがって，安心できる場でなければ難しいのです。カウンセラーとしてはクライエントが最大限に安心できる場を提供できなかったという力量不足があったのかもしれません。

ただ，まずは自分に目を向ける必要が比較的少ないIPTを導入したことで，自分を振り返る準備ができていないHさんを脅かさずに展開できたという可能性もあります。カウンセラーは常に「もっとより良い展開が合った可能性」を顧みることがプロフェッショナルとしての必須の態度ですが，いくつかのコミュニケーションへの気づきを持ってもらえたことは何らかの支援になったと言えるでしょう。Hさん独自の心の癖やストレス・コーピングの偏りを見直すには至りませんでしたが，当面はコミュニケーションが改善すればHさんもそれなりに心地よく働けると考えられます。

5-1-12 カウンセラーの感想③――「頼りにされたい，でも目立ちたくない」

ところで，第2章でご紹介した「仲良くしたい，でも優位に立ちたい」という葛藤はHさんのような方では「頼りにされたい，でも目立ちたくない」という葛藤として表れる場合もあります。頼りにされるということは必要とされるということであり，社会的な排斥リスクを下げてくれます。一方で，目立つということは敵がいる場合には狙われやすくなるということでもあります。悪意にやや敏感なタイプの方では「目立ちたくない」という願望を持つことが多いようです。

しかし，目立たないだけだと無視されやすく，必要とされにくいので「いなくてもいいや」と見放される不安を駆り立てられることでしょう。筆者の印象では働いている方の多くがHさんのような葛藤を持っているようにも感じられます。不用意に言及するとクライエントを脅かす可能性もあるので，必ずしもカウンセリングの中で扱えるわけではありません。ただ，カウンセラーとしてはこの葛藤のために身動きが取れなくなること，また葛藤そのものの辛さを敏感にお察しして，共感的に支えられればと思うところです。

5-2 不安と強迫観念が強い30代男性Iさん

> **Point** Iさんとのカウンセリングのポイント
> ・Iさんは確認強迫と転職について考えたくて来談した。
> ・強迫的な状態はパッケージ化されたCBTの方法でかなり改善できる。
> ・強迫的な状態はより根深い不安から目をそらすストレス・コーピングである可能性がある。
> ・Iさんは確認強迫が改善すると，より根深い不安に悩まされ始めた。
> ・CBTのスキーマへのアプローチを通してIさんは不安を過剰補償している自分に気づき，自分が本当に求めていることに気づき始めた。

5-2-1 来談まで──頼りにしていた先輩や同僚が転職して調子を崩した

Iさんは1年飛び級で経営工学系の大学院に入学した優秀な方で，修了後は全国を市場とする食品メーカーに就職しました。Iさんは大学在学中から施錠や持ち物，書類関係などを繰り返し確認しないと気がすまないところがありました。軽度ですが確認強迫と呼ばれる状態でした。ずっと自覚していましたが，学業にも仕事にも支障が出るレベルではなかったので特にカウンセリングにも行かずにいました。

ただ，入社5年目くらいから会社の業績が緩やかに傾き始めました。会社が希望退職者優遇の一時的措置を行ったところ，「優秀な人ほど退職する」という現象が起こってしまいました。Iさんの周りも頼りになる先輩や同僚ほどいなくなってしまいました。業務の負担が重たくなる中で確認強迫も重くなり，

不安や焦燥感を自覚するようになったIさんはネットで自分の症状について調べた上でCBTのカウンセリングを希望して来談しました。また希望退職者の優遇制度はすでに終わっていますが，転職についても考えたいと希望していました。

5-2-2 怯えたような雰囲気と鮮やかな語り口が対照的なIさん

カウンセリングははじめてというIさんの第一印象は怯えた小動物のようでした。ただ，言葉を選びながら比較的整理された内容を語り，応答性も良く，お話は比較的わかりやすいクライエントでした。

概要にある来談の経緯をお話になった後，①勤務先では現在は希望退職を募らずに水面下で狙い撃ちして退職を促している，②そのため社内には「次は自分じゃないか？」と疑心暗鬼が広がっている，③Iさんは社内の人事考課制度でランクが上がったものの責任と業務が大きく増えている，④「与えられた仕事ができないことを理由に退職を促すのでは…」という疑念を募らせている，⑤その中で確認強迫が重たくなってきた，⑥いっそのこと多少条件が下がっても転職してしまったほうがいいのかもしれないと思い始めた，という一連の流れをスムーズにお話になりました。

鮮やかな語り方に驚いたカウンセラーは，「どのように話そうか，ずいぶんとお考えくださったのではないでしょうか？」とIさんを労いました。するとIさんは「ありがとうございます。ちゃんとお伝えしないと良くならないと思いまして…」とかなり強迫的に準備してくださったことが伺えました。カウンセラーが激務に耐えながら日々を営む努力に最大級の敬意とねぎらいを伝えたところ涙目になる様子がありました。孤独に努力を重ねていることも伝わってきました。

5-2-3 暫定的な支援仮説：確認強迫は防衛機制の可能性も考えられる

ここでIさんの状態について臨床心理学的に考えてみましょう。確認強迫のような状態はさらに慢性化して重たくなりすぎると仕事も続けられない状態になることもあります。このような場合は強迫性障害と呼ばれ医師の監督のもとでの治療が必要なこともあります。

Ｉさんの場合は職場環境の影響で不安が高まる中で重たくなってきましたが，仕事はちゃんと続けられています。職場環境でＩさんが体験する不安が確認強迫を強め，それによってさらに不安が強まって…といった負のスパイラルが構成されているという仮説が考えられます。そこで，このスパイラルを発見して，改善することを支援の目標にする方向でカウンセリングを進めることを考えました。

　また医療におけるCBTでは強迫性障害への心理支援は体系的にパッケージ化されています。多くの強迫性障害はこのパッケージで改善するので，Ｉさんのカウンセリングにも援用することにしました。

　しかし，人が強迫的になる背景にはより根深い不安がある場合もあります。強迫的になると意識を現実的で解決可能な不安に向けられるので，より根深い不安から目を背けられるのです。これは深い不安への直面化を避ける一種のストレス・コーピング（防衛機制）としての強迫です。

　Ｉさんの場合は大きなストレスのない学生時代から自覚できる程度の確認強迫がありました。また職場環境の変化に強く反応していることから，背景により根深い不安がある可能性を捨てきれません。つまり確認強迫が軽減すると，背景にある不安を無視できなくなって逆にＩさんが辛くなる可能性が考えられます。

5-2-4　Step 1 に注目しているクライエントには Step 1 から

　そこで，まずはＩさんにとって喫緊の問題である確認強迫についてのカウンセリングを行い，背景にある不安が無視できなくなったら不安を中心に考える，根深い不安がカウンセラーの取り越し苦労でとくに何もなかったら転職について考える，という２つの展開を暫定的に考えてカウンセリングを進めることにしました。

　なお，カウンセリングは「Step 0」から始めるのが基本ですが，Ｉさんは確認強迫と職場環境という「Ｉさんの現実」に強く注目して来談しています。筆者はＩさんのような場合は「"現実検討と問題解決（Step 1 と Step 2）"という物語を生きている状態」と考えて，無理に「Step 0」を行おうとはしません。当面はこの物語に協力する姿勢を取りつつ，クライエントの願望や空想が

動き始めたら改めて「Step 0」の姿勢を取ります。

Iさんの場合も，より根深い不安や転職に向けての物語が展開し始めたら願望や空想が動き出すと考えられます。無理に「Step 0」の姿勢で空想や願望にアプローチするとIさんの認識とズレる可能性もあります。そこで，あえて「Step 1」の姿勢からカウンセリングをはじめました。

5-2-5 活動記録と確認強迫のフォーミュレーション

まず，第3章でご紹介した活動記録をつけてもらい，どのようなときに強迫的な状態になるのか探ります。活動記録をつけると意外と無意味な行為に時間をかけていたことが明らかになることもあり，これだけでクライエントの自己理解はかなり進みます。Iさんの場合は仕事が重なって忙しいときほど確認強迫が重くなることがわかりました。

次にCBTでは強迫的な状態は次の図のようにフォーミュレーション（定式化）できるとされています。

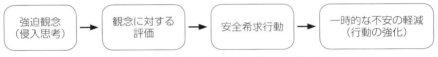

図5-3：強迫的な状態のフォーミュレーション

たとえばIさんのように確認強迫に悩む人は「何かを忘れているかもしれない，間違っているかもしれない」という強迫観念を体験します。古いCBTでは強迫観念は自動思考と解釈されて，認知再構成法が行われることもありました。しかし，現在では強迫観念はほぼ全ての人が日常的に体験していることがわかり，「脳が勝手に作り出している刺激」の一つであると考えられています。脳が勝手に作り出しているので本人の意識や意志でコントロールできるものではありません。侵入的に体験されるので，侵入思考と呼ばれることもあります。

このような経緯から，現代のCBTでは強迫観念は「認知（心の癖）」ではなく「出来事」と考えるようになりました。なので「強迫観念を無くそう」というCBTではなく，「強迫観念とどう付き合うか」というCBTを行います。

また，強迫観念を重たく評価することで不安が高まります。たとえば，「忘

れ物や間違いがないことを確認する」という安全希求行動を取ると高まった不安が軽減します。人にとって不安の軽減は大きな報酬です。つまり良いことがあったかのように体験されるのです。個人の体感としては「これをやっておけば安心できる」という確信が作られます。こうして，まるで「安心の儀式」のように安全希求行動が繰り返される状態に陥るのです。

5-2-6　確認強迫にメリットを感じていたIさん

カウンセラーは，まずIさんに上記の図5-3に基づいて心理教育を行いました。Iさんは「忘れ物や間違いがある」という強迫観念に対して，「間違いない，大変だ！！ヤバイ！！」という評価が行われていました。そして，「確認する」という安全希求行動が繰り返し行われて，「大変だ！！ヤバイ！！」という不安が軽くなるプロセスを確認しました。

次に仮に安全希求行動を取らなかったらどうなるかを検討します。Iさんの場合は第3章で紹介した損益比較法を取り入れました。そして，「繰り返し確認する」ことのメリットとデメリットを考えてもらいました（図5-4）。

ターゲット	繰り返し確認する
メリット	デメリット
・失敗しない（100） ・やり直しがないので結果的に早く終わる（100→30）	・時間がかかって，仕事が回らなくなる（80） ・なかなか次の仕事に取り掛かれないので，仕事がどんどん溜まってしまう（80） ・確認するだけで疲れ果ててしまう（80）
200→130	220

図5-4：安全希求行動の損益比較

Iさんは当初は「やり直しがないので結果的に早く終わる」と安全希求行動のメリットをとても高く評価していました。しかし，デメリットも書き出してメリットとデメリットを比較しているうちに，「確認しても結果としては特に問題ないので無駄なことをしているのかもしれない」と考え始めました。

5-2-7　確認強迫の回数を減らすと…

　そこで，カウンセラーから「仮に確認の回数を限定してみるとどうでしょうか？」と提案して，回数を限定した場合の損益比較を考えてもらいました。確認を1回だけにしてもうしないとしたら，どのようなメリットとデメリットがありそうか考えてもらった結果が図5-5です。

ターゲット	確認は1回だけにする
メリット	デメリット
・認識なしよりも失敗する確率は下がる（50） ・時間を取られないので，仕事が早く回る（70） ・疲れ果てることが減る（60） 180	・今より失敗する確率が上がる（50） ・1回の確認をとても集中してやらなければならない（30） 80

図5-5：確認回数を限定した場合の損益比較

　Ｉさんは失敗をとても恐れています。1回の確認だけだと失敗する確率が上がりそうな気がしているようで，デメリットとして「失敗する確率が上がる」が挙がってきました。1回の確認で失敗しないようにするにはどうしたらいいかを話し合ったところ，「1回の確認をとても集中してらなければならない」が挙がりました。Ｉさんにとってこのプレッシャーは無視できないようですが，デメリットのサイズとしては「30」とさほど大きくはありません。

　気になったカウンセラーが念のために「字面だけ読んでいる印象だと30より重そうに感じてしまうのですが，30くらいでいいのでしょうか？」と訪ねたところ，Ｉさんは「（図5-4で書いたデメリットのように）何度も確認して疲れ果てたり，時間がなくなったりすることの重さを考えると，この程度でいいような気がしています。」と答えてくれました。

　Ｉさんはこのように確認の回数を意図的に限定することに前向きになりました。強迫観念を体験したときも「確認したから大丈夫」と不安を高めないリアクションが取れるようになり，確認強迫は比較的早く軽減しました。

5-2-8 「何も楽しめない」と訴える I さん

確認強迫が気にならなくなってきた頃，I さんは突然「変なことを言ってもいいですか？」とカウンセラーに話し始めました。カウンセラーが聞きたいと申し出ると，「このまま生きていても自分には何もいいことがないような気がしてきました。何も楽しくなくて…」と訴えました。

I さんはあまり社交的な性格ではないので休日には TV や映画の鑑賞を楽しんでいました。しかし，職場環境が悪くなってから楽しめなくなり，自宅でも確認強迫に追われていたので TV や映画を見ようということもあまりできなかったようです。確認の回数を限定して時間に余裕ができたので TV や映画を観たわけですが，全く楽しめなかったそうです。そして，そこから自分には希望がないような気持ちになってきたそうです。

睡眠に大きな障害は出ていないようでしたが，早期退職した先輩たちと自分，先輩たちの転職先の企業と勤務先を比較してなかなか寝付けない日もあるようです。実は何も楽しめないという状態はうつ病の主症状の一つとされているやや危険な兆候です。I さんの場合は睡眠障害などその他の症状は重たくなっていませんが，この状態が続くと深刻な抑うつ状態が長引くかもしれません。

カウンセラーはここで暫定的な支援仮説に立ち返り，I さんの状態の背景により根深い不安がある可能性を考慮しました。そして，より根深い不安を扱う方法へと誘導し，Step 1 だけでなく Step 0 を行う姿勢を取る方向で臨みました。

5-2-9 スキーマへのアプローチ

CBT ではより根深い不安の素になるものを早期不適応スキーマと呼んでいます（Young ら，2003）。スキーマとは考え方の雛形やテンプレート，信念とも言いかえられるもので，過去の経験の中で獲得したと考えられています。図 5-6 は就職活動中の方の例ですが，就活の中で直面する出来事（事実）を「私は価値のない人間だ」という早期不適応スキーマというフィルターを通して解釈するので，人を不快な感情に導く自動思考が発生すると考えられています。

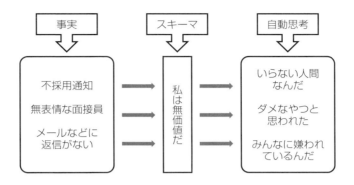

図5-6：就職活動中の方のスキーマの例

　スキーマの全てが「不適応」なものではありません。中には筆者が被受容感と呼んでいる「私は人から大切にされている」という健康的なものもあります（杉山，2011）。ただ，「私は価値のない人間だ」のように実際よりも自己価値を低く感じさせて，自分を追い込んでしまう自動思考をもたらすものもあります。このようなスキーマを早期不適応スキーマと呼んでいます。

　早期不適応スキーマの多くは身につけた当時は必要だったことが多いと言われています。たとえば，スキーマを身に着けた当時，周りに大切にされない状況が長く続いていたとします。その状況では「自分は無価値だ」と考えることで，自分を大切にしない周りへの怒りを軽減できます。

　もちろん，このように考えることも辛いことです。ただ，人は環境に縛られている生き物です。特に人生初期は自分で環境を選べません。その中で周りの人々に怒りや敵対心を持ち続けると，その環境で生きにくくなってしまいます。そこで，やむを得ないストレス・コーピングとして「私は無価値だ」などのスキーマを身につけることになるのです。

　しかし，スキーマは環境が変わって既に不要になっても簡単に変えられないことがあります。その結果，図5-6のように就職活動の中では誰もが経験するような出来事に対して，さらに苦しくなる解釈や自動思考を生むのです。

5-2-10 スキーマへのアプローチの導入

　カウンセラーは図5-6を例にしてIさんに早期不適応スキーマについての心理教育を行いました。「身につけた時は必要だった事が多いと言われています。」とスキーマを持っていることが悪いことではないことを強調するように心がけました。そして「スキーマは柔軟な考え方や自由な行動を妨げることがあると言われています。明らかにしておくと今後が楽になることが多いと言われています。」とスキーマについて考える効果についての心理教育も重ねて行いました。

　カウンセラーが「一つの方法に過ぎませんが，このようなやり方はIさんとしてはどうでしょうか？　興味というか，やってみてもいいかなあ…とか思ってもらえそうでしょうか？」とスキーマを発見することを提案したところ，Iさんは例として示した「自分は無価値だ」が気になった様子でした。そして「私もこのように思っているかもしれません」とお話くださいました。

　Iさんによると「実は学生の頃から何だか心細くて不安になることが多かったんです。自分の性格かと思って諦めていたのですが，これもスキーマの影響ということはありますか？」とカウンセラーに尋ねてきました。カウンセラーは，「その可能性はあります。実はスキーマを扱うカウンセリングは性格を見直すカウンセリングの文脈で発展してきました（e.g., Young, 1994）。Iさんが性格と思って諦めていたことも，スキーマが関わっているかもしれませんね。」とお伝えしました。するとIさんは「やってみたいと思います。」とカウンセラーの誘導に好意的に反応してくれました。

5-2-11 スキーマの探索方法

　スキーマを探る作業は第3章で紹介した認知再構成法における「心の癖を発見する3つのカラム法」を活用するのが一つの方法です。このシートを完成させるなかで，浮上してくる自動思考にスキーマが現れる可能性があるからです。自動思考の中でも抽象度が高くて，具体性が薄いものがその候補になります。さらに，本人の実感として繰り返し浮かんでくる自動思考であればスキーマである可能性がさらに高くなります。

　この他にも，生活の中で繰り返し問題になるテーマから考える方法，生活史

を振り返る方法,なども有効な方法です。これらは,筆者の印象では相対的に主体性の高いクライエントの考える力が自由に活かせる方法だと思われます。

この他にも,「下向き矢印法」に誘導する方法もあります。この方法では,たとえば図5-6の例の場合であれば,次のように進めます（杉山,2019）。

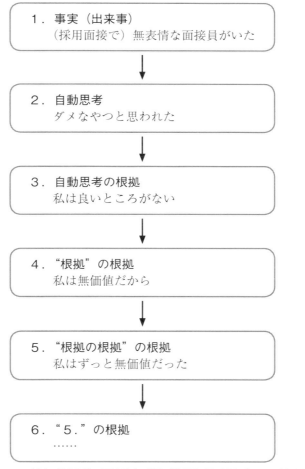

杉山（2019）,下山晴彦（編）『公認心理師技法ガイド』（文光堂）より作成

この例では"4."以降は具体性がありません。抽象化された自己評価が繰

り返されるだけです。この場合は"4"で見出されたものがスキーマの候補と言えるでしょう。

5-2-12 自動思考からスキーマを差し引いて考える

カウンセラーはIさんを3つのカラム法に誘導しました。出来事はIさんと相談の上で，考えると眠れなくなるという「優秀な先輩や同僚が辞めてしまった」に設定しました。出てきた自動思考の中で相対的に具体性がなく抽象的なとしては「私は価値がない」，「私は人から見放される」が挙がりました。これをスキーマの候補として図5-7のように自動思考から切り離してみました。そして，会社に縛り付けられているという現実を反映した「この会社も私ももうダメだ」，「私はこの会社で一人でがんばらないといけない」を本当の自動思考としてみました。なお，（ ）内は自動思考に対応した感情が書かれています。

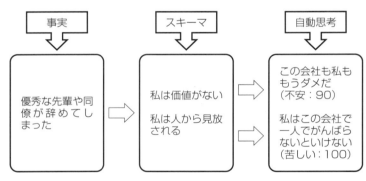

図5-7：Iさんのスキーマ

カウンセラーはIさんに「スキーマを差し引いて自動思考を見直してみるとどのように見えるでしょうか？」と考えて観るように提案しました。Iさんは図5-7のシートを見ながら，「頼りにしていた先輩も同僚もいなくなって，とても不安になっていました。希望して入社した会社だったので私なりにがんばってきたのですが，できる人たちが見限ったので"ダメな会社なのかもしれない"と思うようになってしまって，取り残された自分もダメに思えてきました。」と思いを語ってくれました。

カウンセラーは「そうですよね…，先輩や同僚にあなたも会社も見限られたような気持ちになりますよね…。」と深く共感しました。また，Ｉさんの「ダメに思えてきました…」に自動思考を見直すきっかけを感じました。そこで，「こんなことを聞いていいのかわかりませんが，会社もあなたも本当にもうダメなのでしょうか？」と尋ねてみました。これは認知再構成法の５つ目，６つ目のカラムの内容を集約した質問です。

　Ｉさんは，「会社全体としては安定した利益が出ているものもあるんですよ…。新規の企画がうまくいったり，いかなかったりではあるのですけど…。」と会社のダメじゃない側面に気持ちが向かい始めました。会社の状況についてお話になるＩさんはまるで会社の経営者か役員のように誇らしげで，インテークでお会いしたときの怯えた小動物のような印象が消えていました。

5-2-13　会社への同一化

　カウンセラーは"会社の中でポジションが上がると，Ｉさんのまた別の側面が出てくるのかもしれない"と感じました。そして，Ｉさんのお話がひとしきり終わったところで，カウンセラーの感想として「お話になっているＩさんはまるで会社の重役のようにかっこよく見えました。会社のことがよくわかっていて，すばらしいですね。」とお話してみました。

　するとＩさんは「実は，人に言うことではないのですが，執行役員に面談してもらったときに，将来は経営を担う立場に入ることを期待してくれていると言われました。できるだけ経営の目線で考えられることを心がけているんです。」と話してくれました。ここでカウンセラーは新たな支援仮説を得ることになりました。それはＩさんが経営側に同一化することで誇りや自尊心，そして仕事への動機づけなどを得ている可能性です。そして，このことが社会人としてのＩさんを支える物語になっている可能性です。カウンセリングの「Step 0」を考えると，カウンセラーはこの物語に沿う必要がありそうです。

　しかし，経営側に同一化することで先輩や同僚の希望退職で会社が価値下げされたような気持ちになって，頼りにしていた人との離別のショックがさらに強まっている可能性もあります。また会社を価値下げされたことで経営側に同一化している自分の在り方に疑問を持ち始めているようにも見えます。これら

のことが複合して今の不安に至っている可能性も考えられました。

5-2-14　支援仮説の検討：スキーマの過剰補償

　筆者の印象では同一化は適切なロールモデルに対してのものであれば，CBTにおけるモデリング（観察学習：適切な行動のモデルを観察することで良い結果につながる行動を増やす技法）になるので，決して悪くないと考えています。会社に同一化することは現代的な労働者の姿勢としては賛否があり得ますが，会社としての経営状態は決して悪くはなさそうです。当面はこの同一化を見直す必要性は高くないと考えられます。

　しかし，「全てにおいて適切なロールモデル」はほぼいません。どんなロールモデルにも同一化のデメリットもあるので，程よい同一化が望ましいと言えます。また，Ｉさんの同一化は「スキーマの過剰補償（Young, 1994）」と言われる状態のようにも見えました。スキーマの過剰補償とは，スキーマによって拡大される不安を緩和できる行動をやりすぎてしまうことです。

　つまりＩさんは自己価値を補償し，見放される不安を緩和してくれる経営側への同一化が過剰になっている可能性が考えられるのです。そこで，カウンセラーは同一化を大切にしながらも，スキーマの過剰補償になっていないか見直す展開を考えました。

5-2-15　自動思考とスキーマの関係の検討

　カウンセラーは"会社に期待されているＩさん"という物語を「執行役員の期待のお言葉をいただいたのですね。素晴らしいですね！！　会社の業績もそこまで悪くないようですし，期待していただくことは悪いことではない…Ｉさんとしては，こういう感じなのでしょうか？」と再保証も含めてＩさんの実感を確認しました。Ｉさんは概ねこのように感じているということでしたが，「本当にこう思っていいのだろうか？」という気持ちもありました。

　そして，「Step 1」の現実検討の試みとしてスキーマと自動思考の関係を見直すように「ところで，自動思考の内容にＩさんのスキーマは関係しているでしょうか…と聞かれたら，Ｉさんはどのように感じるでしょうか？」と質問してみました。

Iさんはしばらく考えた後に「関係しているような気がします。会社がもうダメということはないですし…。」カウンセラーは「私は経営のことは素人ですが，安定して利益が出ている事業があるのはすごいことですよね。聞いている限り，ダメには感じません。」とコメントを伝え，自動思考の見直しを促す支援を行いました。

5-2-16 スキーマのメリット，デメリットを洗い出す

Iさんの中でスキーマと自動思考の区別が進んできたように感じたカウンセラーは「スキーマの影響で，実際よりもIさんも会社も悪く見えていたような…そんな感じだったのでしょうか？」と問いかけてみました。Iさんは「そんな気がしています。いえ，多分そうなんだろうと思っています。自分に価値があるってなかなか思えなくて…。」とお気持ちがスキーマに向かっていきました。そこで，スキーマについての損益比較を提案しました。

その結果，主なメリットとしては「自己価値を求めてがんばる」が挙がり，主なデメリットとしては「不安になりやすい」が挙がりました。それぞれの具体例をお願いしたところ，メリット関連では大学院への飛び級入学が挙がりました。Iさんは入学した大学のランクに自信が持てず，飛び級で大学院に入って修士号という一般の大卒よりも一つ上の学位が欲しかったようです。ただ，修士号をとっても自分に価値があるように思えず，ずっと悩んでいたとお話になりました。

ここまでのやりとりで，カウンセラーの中では飛び級しての修士号の取得や失敗を恐れて確認強迫にメリットを感じていたところなどがスキーマの過剰補償に見えるようになってきました。そこで，Iさんとスキーマの過剰補償についてご一緒に考えたくなってきました。

5-2-17 スキーマの過剰補償の心理教育と解釈

カウンセラーはスキーマの過剰補償の心理教育のタイミングを考えました。そして，今がそのタイミングかもしれないと考えて少々積極的に心理教育をすることにしました。

まず，「Iさんの役に立つかどうかわかりませんが，私たちの間で言われて

いることをお話してもいいでしょうか？」と，カウンセラーの態度がこれまでよりも積極的になることをお伝えしました。そして，支援仮説として持っていた過剰補償の話をさせてもらいました。さらに，「飛び級入学，修士号は私も尊敬できる実績です。」と再保証した上で，「ただ，働き始めるとゴールなくがんばり続けないといけませんよね。執行役員に期待のお言葉をいただいたのも一つの実績ですが，仕事や会社が自分自身の価値であるかのように感じてがんばり続けていたのでしょうか…？」と重ねました。

このカウンセラーの言葉掛けは精神分析では「解釈」と呼ばれることもある事態の評価への提案です。クライエントにはやや侵入的に感じられる可能性もある心理教育です。筆者の印象ではタイミングや言い方が悪いとクライエントを追い詰める可能性もあります。

しかし，Iさんはスキーマのメリットを見直しているタイミングだったので，Iさんがこの事を考える心の準備が整って来ていると思われました。そこで，やや解釈も含めた言葉掛けを試みました。

Iさんはしばらく黙って考えていたので，カウンセラーの言葉掛けがちょっと重かったことがうかがえます。しかし，カウンセラーも黙って待っていると，「そうかも知れませんね…。執行役員に期待の言葉をもらったときは本当に嬉しくて…。自分の価値が認められたような気持ちになっていました。」とお話になりました。カウンセラーは「私が言うのも変ですが，Iさんは価値のある努力を積み重ねてきた方のように見えるのです…。執行役員のお言葉もその中で生まれたように思えます。」と再保証の言葉を重ねました。そして，「でも，ちょっと会社に自分の価値を重ねすぎた感じなんでしょうか？」と尋ねてしばらく待っていました。

5-2-18　会社しかないIさんの最適な補償方法とスキーマとの付き合い方

すると，Iさんは「そうかもしれないのですが，私には会社しかないんですよね。趣味もないし，友達も少ないし…。会社に自分の価値を求めるのは間違っているのでしょうか？」とお話になりました。ここでカウンセラーはIさんが"過剰補償は一切いけない"と受け取っている可能性に気づきました。過剰補償は本人が追い詰められるくらい過剰になっている場合は見直す必要があ

りますが，補償が良い行動の原動力になって望ましい結果が出ている場合は，これはこれで大切にしたほうが良い場合もあります。このような良い補償は「昇華」と呼ばれ，人を社会的な成功に導く可能性があるからです。そこで，昇華になっている側面とＩさんが追い詰められている側面を分ける方向に誘導する展開を考えました。

　カウンセラーは一般論を含めた心理教育として「男性は自己価値を仕事に委ねることが多いみたいですね」と「会社しかない」というＩさんが自己卑下しないようにノーマライゼーションを試みました。そして，スキーマの補償が必ずしも悪いものではないことの心理教育を行った上で，損益比較を応用した補償のメリット・デメリットを考えるワークを提案しました。

5-2-19　Ｉさんは自己価値への絶対的な補償が欲しかった

　ワークを通してスキーマとの付き合い方を考えたところ，「自己価値への絶対的な補償」を求めているＩさんがいることがわかりました。Ｉさんは「自己価値とは揺るぎない何かで保証されなければならない」と考えていたのです。

　このＩさんの態度については，カウンセラーから第4章でご紹介したヒトの社会脳の働きに基づいて，「ヒトの脳は常に自分の社会的な評価，つまり自己価値をモニタリングしているみたいですよ。言い換えれば，自己価値はその都度更新するもののようなのですが…。」と心理教育を行いました。心理教育に基づいてＩさんの「自己価値とは…」の考えについて相談したところ，「自己価値に不安を持つあまり，揺るぎない保証を求めすぎていたかもしれない」と過剰補償に向かいやすいＩさん自身についての理解を深めたようでした。

　その後，これまでの人生を振り返り始めたＩさんは「友達がたくさん居て毎日楽しかった頃は自己価値を気にすることはなかった。両親の離婚で引っ越してから，いじめられて友だちがいなくなって…」と子ども時代の辛い体験も語り始めました。Ｉさんは，本当は仲間や友達が欲しかったのです。そこで，今の職場の人間関係を改めて考え直すIPTも行ってＩさんが職場の人間関係に求めていること，周りの人がＩさんに求めていることを確認するようになり，不安は少しずつ軽くなっていきました。

5-2-20　カウンセラーの感想

　確認強迫や転職を主訴にして来談したIさんでしたが，結果的に会社と自分との関係を見直す中で転職については全く考えずに展開したことが印象的でした。一連の展開の中でIさんがIさん自身を見つけ出したとしたらカウンセラーとしては嬉しい限りです。

　なお，スキーマへのアプローチはここでご紹介したように他の方法と統合的に行う方法の他にスキーマセラピー（Youngら，2003）と呼ばれる定式化された方法があります。この方法は早期不適応スキーマを体系的に分類し，スキーマに振り回される意識状態と振り回されない意識状態を「"モード"の変化」と定義する理論モデルの心理教育などで構成されています。カウンセラーはIPT同様に共感的な態度と習い事の先生やコーチのような態度を両立させながら，時に困難なワークをともに進めようという方法です。実施には専門的なトレーニングが必要ですが，カウンセラー自身も自分自身への気付きが多いのが特徴です。Iさんのような方はスキーマセラピーを提案するのも一つの方法だったかもしれません。

5-3　うつ病からの復職を目指す一方で，現実と向き合うことを避け，会社に試されている立場だった40代の男性Jさん

> **Point**　Jさんとのカウンセリングのポイント
> ・Jさんには承認欲求，自尊欲求が見え隠れし，現実に向き合うことが困難だった。
> ・うつ病に理解のない周囲の人々がJさんに介入してきた。
> ・会社から試される立場のJさんは，会社に改めて自分を信頼してもらう必要があった。
> ・CBTの問題解決法の導入，良いコミュニケーションのスパイラルを描く，などの技法で復帰後のイメージ作る。
> ・うつ病からの職場復帰は「周囲の期待にどう応えるか，どう裏切るか」を見つけること。

5-3-1　来談まで──仕事を引き受けすぎてうつ病に…

　4年制大学商学部を卒業したJさんは多くの特許を持つ精密機器メーカーに

勤めて20年余り，休職前の役職は係長でした。勤務先は都市部の近郊のベッドタウンの一角にあります。この地域は昔から代々続く農家も多いのですが，鉄道沿線に沿って駅周辺は新興住宅街になっています。

　農家のほとんどが兼業ですが，一大消費地を抱えているので農家としての収入もそれなりにあります。Ｊさんもそんな農家がご実家です。幼なじみと結婚するまでは実家から勤務先に通っていて，今も実家の近くにお住まいです。なお，結婚15年を超えますが子どもはいません。

　Ｊさんのお話では係長時代に引き受けた仕事の量や責任が重すぎて，また一人で抱え込んでしまう状態が続き気分が重たい状態が続きました。その中でうつ病と診断されるに至って休職中です。急性期から休養期間を経て会社の勧めるうつ病リワークにも通いました。規定のプログラムもこなして数ヶ月前に卒業しましたが，職場復帰に至りませんでした。Ｊさんの話では会社とＪさんの双方の諸事情で職場復帰できなかったそうです。その中で３ヶ月後には復職することにしたということで，復職に向けたCBTによるカウンセリングを希望して来談しました。

5-3-2　インテーク①臨床像と「３ヶ月後」についての不自然な話し方

　実はＪさんは少々複雑な葛藤をお持ちでした。そのため，CBTとIPTを実施する前段階としてのStep 0が少々複雑になりました。ここからはインテークの中でどのように支援仮説を構成したのか，詳しく紹介したいと思います。

　まず，Ｊさんの第一印象についてです。背筋はピンとしていて中肉中背で落ち着いた雰囲気のＪさんは，ラフな服装でしたが顔だけ見ていると年齢よりも上に見えました。持ち物は，年配の男性がよく持ち歩く地味な小さいカバンを小脇に抱えていました。やや緊張した面持ちでしたが，落ち着いた雰囲気で一見するとうつ病で休職中に見えない印象でした。

　カウンセラーがこれまでのことを尋ねると「来談まで」の係長時代以降のことをとてもシンプルに話してくれました。多くは語ろうとしませんでしたが，「３ヶ月後に復職することにしたので，そのためのCBTをしてほしい」という希望をお話になりました。

　Ｊさんには，うつ病の既往歴やリワークプログラムの経験など気になること

がたくさんありましたが，まずは「3ヶ月後に復職する物語」にコミットするために3ヶ月後に向けた話からお願いすることにしました。状況の確認の意味で「復職に向けてお勤め先とはなにかお話になっていることはありますか？」と質問しました。するとJさんのお答えは次のような内容でした。

「上長とは定期的に面談をしてもらっています。そこで，復職に向けて何かしらの努力をしたほうがいいと言われています。自分でも"何か努力しないと社会人としてダメだな"と思っていました。上長の勧めと自分の気持が同じだったので，ここ（カウンセリング）に来ました。主治医もいいだろうと言っています。復職にはCBTが良いとも聞いていますので。」

実際には余裕のない雰囲気で，もっと回りくどい言い方でした。そして，端々に不自然なところがあります。不自然な話には，大事な情報が隠されていることが多いので，カウンセラーとしては深く考えて支援仮説を考える必要があります。ここからは，不自然な発言から察することができるJさんの心理─社会的状況について考えてみましょう。

5-3-3 インテーク②支援仮説──Jさんの会社での立場

まず社会的状況について考えてみると，Jさんが少々追い詰められた立場にある可能性が示唆されます。Jさんのお話では「上長に復職に向けた努力をしたほうがいいと言われた」と言うことでした。これは，上長だけでなく会社が「復職に向けた努力」を求めている可能性も考えられます。

会社の就業規定やうつ病の労災認定など，Jさんを取り巻く会社の制度的な環境も気になるところです。ただ，Jさんのお勤め先が従業員にむやみに努力を求めるいわゆる「ブラック企業」であれば他の専門職の支援も必要になりますが，Jさんの場合はその心配はほぼ不要なお勤め先でした。いわゆる「ホワイト企業」と考えられます。

したがって，上長や会社が「努力を求める」ということは，Jさんが「努力を試される立場になっている」という可能性が考えられます。うつ病罹患以降の経緯の中で，会社側から「本当に復職できるのか？」と疑われている立場になってしまったのかもしれません（図5-8）。実際，Jさんはリワーク卒業後に復職できなかったのは「会社とJさん双方の諸事情」と説明していますが，

主にJさんの事情だったということも考えられます。もしかしたら、Jさんに対して会社側は少々冷たく厳しい態度になってきているのかもしれません。

Jさんは「3ヶ月後」の根拠はお話になりませんが、一つの可能性として会社から提示された失職までのリミットという可能性もあります。時間的な切迫度は共有する必要があるので、カウンセラーは「もし、分かればなんですけど、3ヶ月という期間は何か意味があったのでしょうか？」と尋ねました。Jさんの答えは「会社と相談して」「自分の意志としても…」と明言は避けました。しかし、3ヶ月後の重みのようなものは伝わってきたので、カウンセラーは暫定的に切迫度は高いつもりで支援することにしました。

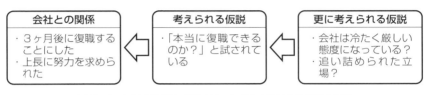

図5-8：不自然な話から察することが出来る社会的状況の仮説

5-3-4 インテーク③男性企業人としてありがちな承認欲求と自尊欲求

ここでは、Jさんの心理について考えてみましょう。まず、Jさんのパーソナリティについてです。CBTもIPTも基本的にはクライエントのパーソナリティには注目しません。ですが、全く無視するわけでもありません。そこで、CBTとIPTを行う上で必要な範囲でパーソナリティも考慮した支援仮説を構成します。

Jさんの場合は、「努力しないと社会人としてダメだな」、「上長の勧めと自分の気持が同じだった」という言葉がありました。1つ目の言葉は自分を振り返っているように見えますが、会社に同一化して自分を上から目線で評価しています。やや当事者意識に欠ける印象もあり、「評価できる立場や能力のある自分」をアピールしているように見えます。

2つ目の言葉は上長と自分が対等であるかのように語っている印象を受けます。先のリワーク卒業後に復職しなかったことの説明も「会社と自分の双方の諸事情」と説明することも会社と自分が対等とアピールしているように見えま

す。つまり、「自分を大きく見せたい」といった承認欲求や自尊欲求がそれなりに強いことが示唆されます。パーソナリティ障害の観点では根は自信がない自己愛性パーソナリティ障害によく見られる「誇大自己」を提示して身を守ろうとするコーピング（防衛機制）に見えるかもしれません。

5-3-5　インテーク④男性企業人と承認欲求，自尊欲求

では、Jさんは偏ったパーソナリティの持ち主なのでしょうか？　筆者の印象では、このような欲求は企業で働く男性としては、トラブルを起こさないレベルであればごく自然な態度であるように思えます。企業は社会の中で存在意義を承認されなければ存続できません。また、自社の事業を通した社会への貢献に誇りを持つ姿勢をアピールしなければ顧客や出資者からの共感や支援を得にくくなります。したがって、承認欲求と自尊欲求が表に出るだけなら男性企業人としては特別変わったパーソナリティではないと言えるでしょう。

つまり、「できれば自分を大きく見せたい」という欲求だけではパーソナリティの偏りかどうかはわかりません。したがって、Jさんのこの不自然な話し方は、Jさん自身の傾向、勤務先の企業に長年コミットする中で獲得した傾向、あるいは追い詰められた立場の中で不安軽減のために行っている一時的なものなのか、はっきりとしません。ただ、話し方から承認欲求と自尊欲求が感じ取れるので、自尊心を可能な限り脅かさない配慮が必要だと言えるでしょう（図5-9）。

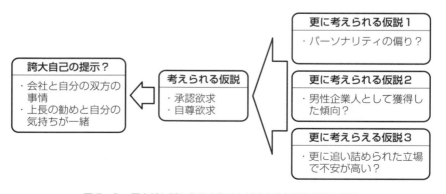

図5-9：不自然な話から察することが出来る心理的状態の仮説

5-3-6 インテーク⑤ JさんのパーソナリティはCBTとIPTに馴染むのか？

なお，仮にJさんにパーソナリティの偏りがあった場合に想定される懸念があります。それは，CBTもIPTも現実検討と現実受容を促すStep 1が重要な柱の一つになっていることです。現実に直面化する中では承認欲求や自尊欲求が脅かされる可能性があるのです。

ポイントになるのは，Jさんが承認欲求や自尊欲求に振り回されてStep 1の展開からドロップ・アウトするかしないかです。承認欲求や自尊欲求が強すぎると誇大自己と呼ばれる「偉大なる自分」の幻想に酔いしれてしまいます。この状態は誇大自己に逃げ込んで心の安定を保ってしまう状態なので，カウンセラーが現実と向き合うことを求めるとクライエントの心の安定を脅かすことになります。幻想に酔いしれるために，現実を歪める嘘を付くこともあります。こうなるとCBTやIPTへの誘導は難しくなります。

ただ，社会心理学の援助希求行動の研究を通してJさんを観ると，ちょっと違う側面が考えられます。実は男性というだけで危機的な状況で援助を求めにくいリスク要因であることが知られています（杉山ら，2015）。人に弱みを語りたくない心理が働くようです。

つまり，お悩みの男性の多くは「助けを求めたい」一方で，「体裁の悪いことは人に知られたくない」という気持ちになるようです。Jさんも，本当は苦しいと思っている一方で，体裁を気にしてそれを語れないのかもしれません。誰かに対して弱みや体裁を気にするということは，「相手が味方と思えない，もしかしたら敵かもしれない」ということです。つまり，Jさんのようなケースでは，クライエントが安心して現実検討ができる関係構築（Step 0）が更に重要ということになります。

つまり，当面のところカウンセラーが心配するべきはJさんにCBTやIPTが馴染むかどうかではなく，Jさんに安心していただける存在感をつくれるかどうかなのです。加えて，Jさんは「体裁の悪いことは語りたくない」という態度はありましたが，少なくとも嘘をついてまで「偉大なる自分」をアピールする姿勢は感じませんでした。たとえば「（復職できなかったのは）双方の諸事情」と語るのも，言い方はともかく少なくとも嘘ではないでしょう。

これらのことから，Jさんには細やかな配慮が必要なものの，CBTやIPTをご一緒に展開できると考えられます。そこで次のようにお返ししました。「わかりました。3ヶ月後に復職できるように，私も全力で努力しますね。ご一緒にがんばりましょう。」

5-3-7 インテーク⑥うつ病の既往歴とリワークには目を向けたくない？

カウンセラーは，次にうつ病の既往歴とリワークプログラムの経験について尋ねることにしました。医療におけるうつ病のCBTでは「うつ病のCBTモデル」の心理教育の実施を検討する必要がありますが，Jさんはすでにリワークも経験していてうつ病のCBTモデルの心理教育を受けている可能性もあります。また，主訴でも復職を強調していることから，うつ病を話題にしたくない可能性もあります。

そこで，まずはJさんにリワークプログラムの内容や感想を尋ねました。すると「良い経験だったと思っています。」と大雑把なお返事で，内容を聞いても「いい仕事の練習でした。」と概括的に繰り返すばかりでした。多くを語りたくない様子だったので，カウンセラーから「もし，覚えていたらですが，うつ病について何か図を見たり作ったりして考えるようなことって，やったりしたでしょうか？」と尋ねてみました。すると，「ああ，なにかそういうのがありましたね。」というお答えでした。うつ病のCBTモデルについての心理教育はあったようですが，やはりあまり語りたくない様子でした。

5-3-8 インテーク⑦うつ病について語ってもらう必要はあるのか？

リワークプログラムやうつ病のCBTモデルの心理教育にカウンセラーが話を向けた結果として，「語りたがらないJさん」が見えてきました。一つの可能性ですが，カウンセラーは「（少なくともカウンセリングでは）うつ病患者としての自分の物語と向き合いたくないJさん」がいるような印象を受けました。

医療の中で行うCBTやIPTでは，クライエントに患者としての役割を担っていただくのが一般的です。Jさんのように患者としての自分に目を向けたがらない場合は，そのための心理支援も考える必要があるかもしれません。

しかし，Jさんがおいでになった相談所は基本的には医療から独立したカウンセリングの場でした。必要に応じて医療と連携し，主治医に指導を仰ぎますが，必ずしも患者としておいでになっているわけではないのです。したがってJさんに患者の役割を担っていただくことは必須ではありません。

　筆者はこのような場合はカウンセリングの本質に立ち返って考えるようにしています。カウンセリングの目的はクライエントがイキイキすることです。患者としての物語に納得出来ないのであれば，そこに注目されてもJさんとしては不本意なことでしょう。仮にそのような物語を生きていてもイキイキできないと思われます。

　とは言え，うつ病で休職になったわけですので，復職に向けてのカウンセリングではうつ病の再発防止を全く考えないわけにもいきません。そこで，うつ病の体験を「うつ病患者としての物語」ではなく，「勤労者としてのJさんの物語」の一環として「重い抑うつ状態になるまで追い込まれてしまったエピソード」と扱う方針を採りました。

5-3-9　インテーク⑧ 2次抑うつのリスク

　ところで，うつ病について考えたり思い出したりすることはクライエントにとって辛いことの場合もあります。心理学のうつ病研究ではよく知られている現象として「2次抑うつ」というものがあります（Teasdale, 1985）。2次抑うつは「抑うつについての抑うつ」とも呼ばれています。過去の抑うつ状態がひどかった時に「また戻ってしまうのではないか？」と心配することで抑うつ気分が強まることを言います（図5-10）。そこで，Jさんを脅かさない範囲でうつ病に目を向けても大丈夫かどうかを話し合ってみることにしました。

　まず，カウンセラーから「ちなみに，言葉にしにくいかもしれませんが，今のうつ状態はいかがでしょうか？　うつについては，言葉にするのも辛いことがあるので，おうかがいするのも恐縮なのですが…。ちょっと心配になって聞いてしまいました。」とお話したところ，Jさんは少々考え始めました。やがて，「今は，本当に辛かったときよりは良いですね。」とお答えになりました。

　カウンセラーは共感的で支援的な態度を取りながら「ああ，そうでしたか。一番つらかったときよりは楽になっているようで嬉しいです。」と返しまし

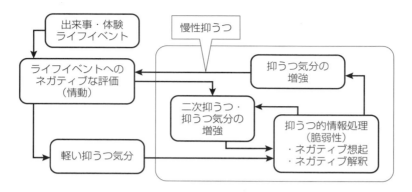

図5-10：2次抑うつ
杉山ら（2015）『記憶心理学と臨床心理学のコラボレーション』（北大路書房）p.206より作成

た。そして，次のようにつなげました。

「でも，ここまでいろいろとお話くださいましたね。Jさんのことがよくわかって嬉しかったのですが，お話していてまったく辛くなかったわけではない…かもしれないと，ちょっと気になっています。ご無理をさせていたらすみません。」

カウンセラーの言葉は労いと無理をさせた可能性についてのお詫びを含んだ言葉でした。Jさんにはこれらの言葉は意外だったようでちょっと驚いた顔になりました。ただ，「いえ，大丈夫です」とお答えになりました。

ここで"大丈夫です"という協力的なお言葉をもらったことは今後の展開には重要でした。ある程度はお話しだける可能性が示されたからです。そこでカウンセラーは「復職のためのカウンセリングなので，あまりうつ病のお話はしなくてもいいかもしれませんが，"もう，うつにならない働き方"を考えるには，全くしなくていいという訳にはいかないこともあります。Jさんとしてはいかがでしょうか？」と尋ねました。すると，「必要なことならお話します。」というお返事でした。

5-3-10　インテーク⑨2次抑うつについての心理教育と暫定的な同盟の構築

"必要なら話す"ということは協力的ではあるものの，あまり積極的ではない様子が伝わってくるものでした。そこで，試しに「2次抑うつ」についての

心理教育を行ってみました。2次抑うつの心理教育は筆者の知る限り，当時はあまり行われていませんでした。図5-10のような模式図を見ていただいて，「私たちの間では，うつについて考えることで"また，苦しくなるのではないか"と辛くなることがあると言われています。私としてはＪさんがそうならないか心配で…。Ｊさんの場合はいかがでしょうか？」と尋ねました。

するとＪさんは「いや，まあ，話さなくていいなら話したくはないですが，必要であれば…，という感じです。」と答えてくださいました。カウンセラーは「そう言ってもらえると嬉しいです。お話しいただくと苦しくなるかもしれないので，私としても心苦しいのですが，必ず復職できるように私も一生懸命考えますので，よろしくお願いします。」と少々熱くお返ししました。Ｊさんは「あ，いえ，こちらこそ，よろしくお願いします。」と少々畏まりながらお返しくださいました。ここで，ある程度の暫定的なラポールが構築できた手応えが得られました。

5-3-11　活動記録で嫌な気分の変化をチェック

暫定的なラポールを構成できたタイミングで生育歴を尋ねました。主に「来談まで―」の前半の内容をお話くださり，中学高校時代までは「普通にやっていました」と特に話すことはないというお答えでした。ご実家の農業については「子どもの頃は手伝っていた。楽しかった記憶もある。」「今は両親が農業をやっているが，継ぐかどうかはわからない。」と少々複雑な思いもあるようでした。

カウンセリングの展開としてはＪさんを脅かしにくい方法から取り組もうと考えました。そこで，まずは活動記録を用いて「何をしている時，何を考えている時に調子が良くなるか」を探し，そこから認知再構成法や感情調整の技法，そしてIPTへとつなげようと暫定的な計画を立てました。

まず，活動記録に誘導するために気分の評定について話し合うことにしました。「もし分かればなのですが，気分が最も良い時を100だとしたら，今のお気分はどのくらいでしょうか？」と尋ねました。Ｊさんは「最も良い時ですか…」としばらく考え込んで黙ってしまいました。そして「うーん，30くらいでしょうか」とお答えになりました。ただ，あまり実感のない雰囲気でした。

そこで「では逆に，気分が最も悪い時を100としたら，今のお気分はどのくらいでしょうか？」と尋ねました。すると，「そうですね～，60くらいです。」と答えてくれました。ここで，カウンセラーは，まずは「60というと結構辛い感じでしょうか…」と共感的に対応しました。そして，次のようにJさんの実感を尋ねてみました。

　「ありがとうございました。ところで，良い気分について数字にするのと，悪い気分について数字にするのではどちらがやりやすかったでしょうか？　これから復職に向けたワークをしたいと思っているのですが，いい気分を増やす進め方と，悪い気分を減らす進め方がありまして，Jさんにはどちらがいいかと…。」

　するとJさんは「ああ，そういう質問だったのですね。そうですね～，うーん，どっちだろう…」と決めかねている様子でした。そこで，カウンセラーの印象として，いい気分の評価では実感が伝わってこなかったことをお伝えしてみました。Jさんは，「そうですね，いい気分と言われても実は実感がわかないんです。でも，いい気分から考えないといい効果が出ないということはないのでしょうか？」と，心配そうでした。

　カウンセラーが「ご心配になるのはわかる気がします。ただ，Jさんが実感を持てるところからはじめるのが最も効果が高いと思います。今の実感としては，どちらが数字にしやすい感じでしょうか？」と返すと，しばらく内省している感じで「うーん，嫌な気分…，うん，嫌な気分のほうが数字にしやすいです。」とお答えをくれました。カウンセラーは考えてもらったことに感謝と労いを伝えて，活動記録のやり方を説明しました。

5-3-12　活動記録で気分に影響する活動をチェック

　その後，しばらくは活動記録を確認しながら活動と気分の関係を探っていきました。嫌な気分は「70-30」の間で推移していました。嫌な気分に捕らわれずに仕事ができそうな水準を話し合ったところ「20」ということでした。「30と20の間には大きな壁がある感じでしょうか？」と尋ねたところ，「そうですね，20はしばらく経験していないので，どうなのかわからないのですが…」とお答えになりました。そこで，"まずは，「20」を経験すること，そして「20」

の時間を増やすこと"を目標にすることになりました。

　気分が「30」に近づく活動としては，まずは読書が見つかりました。Jさんの場合は自己啓発書を読むと嫌な気分が「70」に近づき，歴史関係の本を読んでいると気分が「30」に近づくことがわかりました。スポーツ新聞は「30」に近づきますが，一般の新聞は「60から70」でした。

5-3-13　うつ状態の機能の心理教育とディスカッション

　Jさんは「自己啓発書はダメなのでしょうか」と気にしていたので，カウンセラーは「自己啓発書の多くは，基本的には元気な人向けに書かれていますので…」と説明した後に，うつ状態の心理学的な機能について心理教育を行い，またJさんのうつ病体験を「勤労者としての一エピソード」にすることを目指してうつ病にも言及してみました。このやりとりは，逐語の形でご紹介しましょう。

Co：ところでJさんは，うつ病の機能というか，役割というか，うつ病の役立つ部分を考えたことはありますか？
Jさん：え，そういうものがあるのですか？　全然知りませんでした。
〈中略〉
Co：実は元気な時には，人は世界の半分しか見えていないのです。言葉にすると未来を見て，希望を見て，前向きに…という感じです。ただ，世界には取り返しがつかない過去もあれば，絶望も確かにあります。うつ状態は元気な時に見逃してしまう，残りの半分が見えるようになる感じなんです。
Jさん：ほう…，そうだったのですね。うつ状態だから見えることもあると…。
Co：さすが，Jさんは，お察しがいいですね。そうなんです，うつ状態だから見えることもあるのです。ただ，それが見えると苦しくなるのも本当で…。だから，Jさんが，もう半分の世界を見ていた時は本当に苦しかったのではないかと…。
Jさん：（しばらく沈黙した後に）ああ，そうですね。それまで（うつ病になる前まで）は考えたことがないようなことを考えました。確かに，苦しいも

のですね。

〈中略〉

Jさん：その時は，"こんなふうに考えるなんて自分は病気なんだ，おかしくなったんだ…"と思っていました。

Co：そう思えてきますよね…。

〈中略〉

Jさん：今は，見てはいけないものを見てしまった…ような感じがしています。とても苦しかったのですが，このことが何かの役に立つのでしょうか？

Co：もちろん，"うつ病になってよかった"とは言えません。苦しいですものね。ただ，たとえば，表があるから裏がある…ではないですけど，"絶望を見てきたから希望が見える"というか，"不幸がわかるから，幸せがわかる"と言うか…。

Jさん：ああ，そう言われると何だかわかったような気がします。〈中略〉今思えば，何も考えずに…というと変ですが，普通に働けていたときは幸せだったと思います。その時は，これが幸せだとは思いもしませんでした。

〈中略〉

Jさん：そうか…不幸があるから幸せがわかる，働けていたときは幸せだった…。これまでは（うつ病のときの体験は）"嫌なものを見てきた"くらいしにか思っていませんでした…。

　こうして，Jさんのうつ病の体験が勤労者としてのJさんの物語にやや近づいてきたようでした。CBTは積極的にクライエントとディスカッションをする方法ではありませんが，クライエントが一方的に心理教育を受けるだけではクライエントは内容を消化しきれない場合もあります。ディスカッションの形を心理教育に取り入れることでクライエントがアウトプットすることもできると内容の消化が進みます。このやり取りは認知再構成法と原理的に似ている論理情動療法（瀬戸，2004）では積極的に取り入れられています。

5-3-14 「いつも新婚気分で…」と「休職生活」

　カウンセリングが進む中で，第4章で紹介した"いい人間関係のスパイラ

ル"をイメージして描いてみるワークを提案しました。職場を想定して描いていただくのが目標ですが、職場を離れて久しいこともあって難しいワークとなりました。そこで、現在最も密な人間関係である奥様との関係で書いていただくことになりました（図 5 -11）。

カウンセラーからこの図に対して名前をつけていただくようにお願いしたところ、「いつも新婚気分で…」と名付けて嬉しそうに眺めていました。活動記録でも、ご夫婦で夕食の食材の買い物にでかけたこと、ご一緒に食事を作ったこと、といった奥様との活動で嫌な気分が「20」や「10」になっている時がありました。「20」は一つの目標でしたので、J さんもカウンセラーも大いに喜びました。ただ、「職場でのこの気分を維持できるか」が課題です。この問題については、また考えることとなりました。

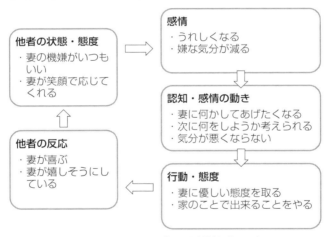

図 5 -11：J さんの「いつも新婚気分で…」

また、銀行口座に給料が振り込まれていたのを確認したときにも嫌な気分が「10」になっていました。この出来事をテーマに第 2 章でご紹介したアセスメントシートを作成しました（図 5 -12）。給与が振り込まれていることで「会社に見放されていない」と実感できることが気分に与える影響が強いようでした。シートでは「申し訳ない」という気持ちや複雑な考えもあるようですが、このシートは職場で気分を保つヒントになるかもしれません。

この状況へのタイトルを付けてもらったところ,「休職生活」が挙がりました。感想を求めたところ「給料ももらって,悪くない暮らしをさせてもらっている。感謝しないと…」ということでした。

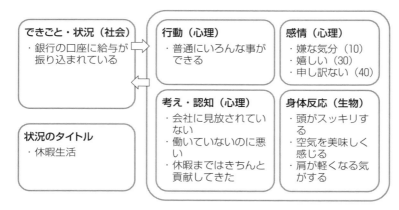

図5-12：Jさんの休職生活

5-3-15 「いつも新婚気分で…」が活きたエピソード

こうして気分は「10」―「50」を行き来する日がほとんどになりましたが,活動記録が空欄で嫌な気分が「60」という時間がありました。次の時間は「30」となっていたので,嫌な気分を引きずらなかったことがわかります。ただ,カウンセラーとしては気になったので尋ねてみました。

すると,夫婦喧嘩をしたそうです。Jさんが自分のことで精一杯になりがちな中で,奥様には「私のことをどう思っているの？」という不満が溜まっていたそうです。ここでJさんは「いつも新婚気分で…」のワークシートを書いた話を奥さんにしたそうです。「シートを書いておいて助かりました！！」と嬉しそうに語りました。

ここではIPTのコミュニケーション分析で妻の期待とJさん自身の態度,Jさんの妻への期待と妻の態度のギャップや,より良いコミュニケーションについて話し合いました。また,この時期には,カウンセラーは「5-3-6」で懸念したようなCBTとIPTに馴染むかどうかの問題は杞憂に過ぎなかったと感じるようになっていました。

5-3-16 親族の口撃と損益比較での緊急対応

あるセッションでは活動記録表が空欄で嫌な気分が「80」となっていた時間が午後から就寝までずっと続いている日がありました。翌朝には「50」まで回復していましたが、来談まで「30」を下回る時がありませんでした。何があったのか尋ねたところ、親世代の親類数人がやってきて長々と説教をされたそうです。

Jさんによると「仕事もしないで何をやってるんだ！」「高齢のお父さんが畑仕事をがんばってるのに手伝いもしないのか？！」「いつまで良いところのサラリーマンを気取ってるんだ。いいかげんに農業を継がないでどうするんだ」「家でゴロゴロしてる旦那なんて、嫁にも悪いと思わないのか！！ 親族も体裁が悪いんだぞ！！」などなどとなじられ、これまでのサラリーマン人生を全否定されたそうです。

Jさんの会社は勤めているとそれなりに羨ましがられる企業なので、親類の言葉には嫉妬ややっかみもあるように思われました。親類の行いの痛々しさにカウンセラーは顔を歪めて言葉もない状態でしたが、「そのような言葉をかけられたら私だったら壊れそうになります…。（嫌な気分は）本当に80ですか？」と尋ねました。すると、「いえ、80ではないですね…90とか100とかつけると、更に気分が重たくなりそうだったので…。親類が帰った後、しばらく動けなかったんです。」と本当の辛さを語り始めました。

なじられた当日の夜はカウンセラーに渡されていた損益比較法のワークシートを、眠たくなるまでひたすら書き続けたそうです。実は損益比較などのCBTの技法は激しい感情を生み出す扁桃体の活動を抑制する脳領域を活性化する可能性が示唆されています（e.g., 吉村，2012）。損益比較法は比較的使いやすい技法なので、クライエントが自宅で行うことも難しくありません。

筆者も、「気分が重たくなりすぎたときに…」と紹介して、「このシートの存在を忘れるくらい気持ちが軽い状態が続くのが一番なのですが、万一のときのためにお持ちください。使った時はご一緒に見ましょうね。」と提案してワークシートをお渡しすることがあります。Jさんにもお渡ししていました。

Jさんは親類に言われたこと、今の自分の状況、この先の選択肢…などなど、思いつく限り損益比較をやってみたということでした。Jさんによると

「本当に消えてしまいたくなるくらい苦しくなって，何かしていないと死にそうで…」という中でワークシートを思い出してくれたそうです。このシートで気分が劇的に改善したわけではありませんでしたが，「何もなかったら死んでいたかもしれない」というJさんには，ちょっとしたお守りのような効果はあったと言えそうです。CBTの効果を謳う効果が活かされたとも言えるかもしれません。

なお，Jさんのようにうつ病に理解のない親族に責め立てられて状態が悪くなる方は意外と多い印象です。このようなリスクはカウンセラーとしては予想しづらく対策も立てにくいことがほとんどです。クライエントに与える負担は甚大なのでカウンセラーとしては悩ましいところですが，あきらめずにできることを考えることが重要です。

5-3-17　親族を嫌がることへのワーク

Jさんは親族になじられてから嫌な気分が「70-30」を行き来する日々に戻ってしまいました。損益比較などを通して親類に言われたことは全くの暴論で，実害もなく無視していいことはわかっています。しかし，長時間に渡ってなじられた体験が一種のトラウマになり，心から離れなくなりました。その中で，無視していいと結論づけた暴論がフラッシュバックして，Jさんの今後の方向性を迷わせるようになってしまいました。

そこで，第3章でご紹介したシアター＆スポットライト理論に基づいて「本当に嫌な体験こそ，心に登ってしまう」ことを心理教育しました。そして「心の自由を取り戻す」ことを目的に，まずは「親類と親類の言葉を嫌がっている自分」に注目してもらいました。「嫌がっている私がいる…」と「嫌がるJさん」を受け止めるように心がけながら，親類の何を嫌がっているのか考えてもらうワークを行いました。ワークでは図5-13のように「親族」それ自身と，その言葉の断片をピックアップし，「なぜ嫌なのか？」を考えてもらいました。

嫌がる理由としては，その場で親族に言い返したかった内容が並びました。Jさんは「言い返せなかった…」という無念さから涙がこぼれました。そこで，「言い返していた場合」のメリットとデメリットの損益比較を考えてもらいました。その結果，「言い返していたら，もっと長々と説教された」という

誰が…	何が	嫌だ	その理由
私は…	親類 「農業を継げ」 「仕事もしないで…」 「体裁が悪い」	嫌だ 嫌だ 嫌だ 嫌だ	理不尽で一方的過ぎる 会社員は誇りを持てる仕事だ 仕事のための休職だ 私より自分たちの体裁が大事なのか？　それでも親族か？

図5-13：Jさんの具体性のある展開

デメリットが上がりました。このワークで言い返せなかった自分は認めることができました。また,「不意に思い出すのを防ぐために」ということでマインドフルネスの呼吸を使ったワークも紹介して, Jさんに合いそうな呼吸法をご一緒に考えました。

次に,「機会やチャンスがあったら言い返す」ことのメリットとデメリットを考えてもらいました。その結果,「言い返す機会を持つより会わないほうがいい」という結論にたどり着きました。「親類は嫌だ, 嫌いだ。もう関わらない。」という形で一応の気分的な決着はできたようでした。

一方で,「農業を継ぐ」に関しては親類そのものではなく両親に後ろめたい思いもあって, 嫌な理由に全面的にコミットできないところもありました。Jさんの父も会社員でしたが定年まであと数年のところまで勤めて, 専業農家になったそうです。父も会社員だったのでJさんを理解してくれているものの, 本当は一緒に農業をやりたいと思っていることが母などを通じてJさんには伝わっていたそうです。

そこで, Jさんが仮にすぐに会社を辞めて農業を手伝った場合の損益比較をやってもらいました。すぐに辞めた場合は「父はそこまで喜ばない」可能性が見えてきました。結果的にJさんの中で会社員を続けたいという思いを確認する方向にワークが進みました。

後日聞いたことですが, このセッションの後に帰宅したJさんはリワーク卒業から着ていなかったスーツを着てみたそうです。カウンセリングでいろいろと考えた後にスーツを着ると,「俺はまだ会社員をやりたいんだ。働きたいんだ。」と自分で実感できたということでした。

5-3-18 職場復帰に向けて問題解決法の導入

さて，Jさんの復職のタイミングは刻一刻と迫って来ます。これまでの上長面接は病状と復職の意志確認が主な内容でしたが，次の上長面接では復職に向けた具体的な話がある程度進むことになっています。一方で，Jさんは親類の介入への対応に時間を取られて復職に向けた準備が計画通りに進んでいません。

実は，Jさんは上長から「本当に復職したいのであれば，"我が社で何ができるのか語ってもらった方がいい"，"新卒社員と同じような面接という訳ではないが，しばらく仕事から離れているので本当に働けるか確認しないといけない"と人事部長に言われている」と聞かされていました。つまり，うつ病の再発予防も含めた自己理解と仕事理解，すなわち自分と仕事とのマッチングを語るように求められていました。このことは自分と向き合うことに積極的でなかったJさんにとっては負担感が高いことだったようで，カウンセリングでも親類の一件のあとでようやく語られました。そして，その時のJさんは焦っている様子でした。

そこでカウンセラーは問題解決法の活用を提案しました。問題解決療法は表5-1のように問題解決への思考法（認知）と問題解決へのスキルから成り立っています。

1．問題解決への思考法	①	問題の存在を認め，受け入れる
	②	問題に"チャレンジする"と考える
	③	要因は多岐にわたると考え，原因探しをしない
	④	"解決可能か否か"ではなく，"何ができるか"と考える
2．問題解決へのスキル	①	問題を定義し，目標を設定する
	②	解決策をブレインストーミングによって案出する
	③	意思決定を行い，解決策を選択，合成，計画化する
	④	解決策を実行し，その結果を検証する

表5-1：問題解決法の手続き
伊藤（2001）『心理内科』（科学評論社）p.257を基に作成

Jさんの場合は問題解決への思考法は①から③はすでに出来ていると考えられました。Jさんに表を見てもらいながら心理教育を行ったところ「(①から

③は）確かにできてますね…」と確認できました。Jさんの焦りは多少軽減したようでした。カウンセラーは「④もJさんの気持ち次第ですぐに進みます。私も一緒に取り組みますから、"今から何ができるか"と考えられそうでしょうか？」と問題解決への思考法を完結させることを提案しました。Jさんは「それはもう，大丈夫です。是非お願いします。」と問題解決へのスキルに進むことに意欲を示しました。

5-3-19　問題解決法──問題の定義と目標設定

　問題の定義と目標設定のためには状況を把握して整理する必要があります。できれば体裁の悪いことは語りたくないJさんは，会社が自分に求めていることを詳しくはお話になっていませんでした。ただ，この事態に至ってJさんも気持ちを切り替えたようでした。そこで，カウンセラーは「会社から言われていることは他にはありませんか？」とストレートに尋ねてみました。

　すると「リワークが終わった時に条件が合わなくて復職のチャンスを逃してしまったので，今回が最後のチャンスだと言われています。また人事考課では面談のたびにランクが下がっていることを告げられて，復職のタイミングでは最低ランクではないですがかなり下からの復帰と言われています。会社に貢献していないのでやむを得ないと納得しているのですが…。ただ，休職前までの実績もあるので面談で努力を示せば人事考課は考慮してくれると言われています。」とお答えになりました。会社なりにJさんに対してアメとムチを使い分けている印象でした。

　ここで，Jさんの姿勢が上長に何かを報告する従業員のような態度に変わったので，Jさんの中で何かのスイッチが入ったことがわかりました。そこで，カウンセラーもジムのトレーナーのように態度を強くしてワークに取り組んでもらうことにしました。

　二人で話し合ったところ，この事態における問題とはマクロには「会社がJさんの働く姿勢を試している」と定義できることになりました。さらに会社が試したい事柄をいくつかの項目にしてみたところ，「努力を試す」「働く姿勢」「（うつ病の）再発防止」「会社の中で何ができるか」などが挙がりました。そこで，これらを盛り込んだ働くイメージを策定して面談に臨むことを目標とし

ました（図5-14）。

5-3-20 解決策のブレーンストーミングと意思決定

このプロセスでは役立ちそうなことは何でも案出してリストにすることが重要です。Ｊさんの場合はカウンセラーからこれまでに話し合っていた「給与が振り込まれた時に作ったシートを活かして，職場における"良い人間関係・働き方のスパイラル"を描いて，再発予防と働く姿勢を示す」を提案しました。次にＪさんは「休職までに評価された仕事をスパイラルの中に落とし込む」を提案しました。

また，カウンセラーからは，再発を防ぐにはある程度は原因と思われることに言及したほうが信頼されやすいと提案しました。Ｊさんは「どういう働き方をしたら，ああなる（うつ病になる）のかは自分の中では見えているので…」とお話になりました。ただ，カウンセラーに話そうとはしませんでした。Ｊさんの態度はなにかのスイッチが入ったかのように変わりましたが，すべてを話そうという程には変わっていないようです。

そこで，「それ（原因と思われること）は，ここではお話はしなくても，上長面談ではスパイラルの中に落とし込んでお伝えできそうな感じでしょ

問題解決シート

①問題の捉え方	②目標の設定！具体的に何を目指すのか？	③解決・改善状況のイメージ，どのように変化すればいいのか？
何が問題なのか？ ・背景 休職が続いている ・課題 会社から働く姿勢を試されている	マクロな目標 「会社に働く姿勢を示す」 ミクロな目標 「努力を示す」 「働く姿勢を示す」 「（うつ病の）再発防止を示す」 「会社の中で何ができるかを示す」	ブレーンストーミング 「給与が振り込まれた時に作ったシートを活かして，職場における"良い人間関係・働き方のスパイラル"を描いて，再発予防と働く姿勢を示す」 「休職までに評価された仕事をスパイラルの中に落とし込む」 「（うつ病に陥った）原因と思われることも考慮して，会社の信頼を得る」 「上長や会社が酌量を示してくれそうなことも考える」

図5-14：Ｊさんの問題解決法の結果

か？」と尋ねました。Jさんは，「そうですね…。自分の中ではしっかり見えています。長時間勤務もハラスメントもない職場で…」と若干独り言のように考えながら言葉にしていました。カウンセラーは，言葉尻は捉えずに，「Jさんとしては，信頼を得られるようにお話に加える準備が出来ていそうな感じでしょうか。」と重ねて尋ねたところ，「大丈夫だと思います。」というお返事でした。

　なお，ブレーン・ストーミングは出来ることの可能性を広げるために実現可能かどうかにこだわらずに案出することが重要です。筆者の場合は一種のユーモアも込めて，突拍子もないようなことでも役立ちそうなことはすべて挙げることもあります。たとえば，ユーモアを好むクライエントであれば，Jさんの状況だったら「大株主になって役員会に働きかける」のようなことも一案として挙げたりもします。

　Jさんの場合は少々時間的な余裕がないこともあって，ブレーンストーミングは"良いスパイラルを描く"までにして意思決定の段階に進みました。意思決定のポイントは，「案の実現コスト」と「効果のサイズ」，すなわち「費用対効果」です。Jさんの場合はできそうなことを想定して最低限の案出だったので，すぐに④実行と結果検証に移りました。

④できそうな課題・手段を探そう！！	⑤実行計画 何から手をつけるか？
③の案をすべて行って説得力のある復職後の働き方の案を作る	・今すぐ，良いスパイラルを描いてみる ・描いた結果が上長面談で効果的かどうか話し合う ・上長にどのようにお話するか考える

5-3-21 実行と計画の展開——良いスパイラルを描いてみる

　案に沿って"良い人間関係・働き方のスパイラル（図5-15）"を描きました。「態度・行動」は今現在は職場から離れているので具体性がありませんが，達成できれば図にあるような会社や周囲の反応は十分に得られそうな内容になっています。カウンセラーはご一緒に見ながら感想を尋ねました。すると，「前はこのようにできていたんです。でも，いろいろと欲を出してやりきれないことをやろうとしてしまって…」とうつ病に陥った原因と思われることについて話しました。カウンセラーは「そうでしたか…。真面目で一生懸命な人ほど，自分の仕事には欲を出してしまいますよね。私にはJさんはとても良い社員のように見えますよ。」と返しました。すると，「ああ…，ありがとうございます。」とお返しになりました。

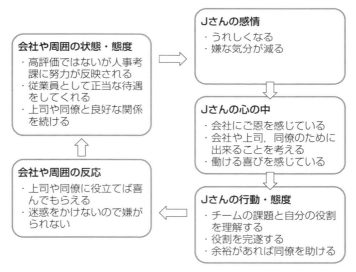

図5-15：Jさんの良い人間関係・働き方のスパイラル

　次に上長面談の準備がテーマのカウンセリングなので，どれだけ「この通りに出来る」という確信を持ってこのスパイラルをアピールできるかを話し合いました。確信度を「100」をマックスに評価してもらったところ，「60」ということでした。「60」で会社や上長が納得しそうか尋ねたところ，「足りないです

よね…」というお返事でした。

5-3-22 スパイラル達成の確信度を上げるための方略

何をすれば確信度が上がりそうか尋ねたところ，「やはり，9時5時で働いていないので…。不安があります。」というお返事でした。リワークプログラムのことを尋ねたところ，リワークプログラムでは一定期間は9時5時で作業をこなすところまで達成できて卒業できたそうです。Ｊさんの中では「やれば出来るはず，でもやっていない」ということがネックになっていました。

そこで，再び問題解決法の要領で確信度を高める方略を検討したところ，「勤務時間に近い時間帯に図書館でリワーク的な作業をする」が挙がりました。協働して試行錯誤的に案を出し合ったところ，結論として当面は10時から可能な限り，新聞やWeb上の資料で「自社研究」を行って，最終的にはレポートを仕上げることを目標にすることにしました。会社からしばらく離れているので，自社について改めて学ぶことに意味があると考えられますし，会社や上長へのアピールにもなると思われたからです。Ｊさんは翌日から試み始め，初日は3時間が限界でしたが徐々に時間を伸ばしていくことが出来ました。

この自主的なリワークとも言える試みは上長にも評価されました。Ｊさんは短縮勤務から復職することになりました。しばらくはフォローアップのカウンセリングを続けていましたが，その中で係長時代に自分の下にいた女性社員の下に置かれていることなど複雑なお気持ちもお話になっていました。やがて通常勤務へと戻りカウンセリングは終結しました。

5-3-23 感想① Ｊさんとセルフモニタリング

カウンセラーは，インテークにおけるＪさんの不自然な話し方から，承認欲求や自尊欲求が高い可能性を察し，現実検討が難しいリスクを心配しました。ですが，結果的に現実検討や現実受容に抵抗するような展開はありませんでした。

Ｊさんは体裁を気にするところや会社からの評価に反応しやすいところなど，承認欲求や自尊欲求は端々に現れていました。ただ，復職という現実原則

が近づいてくると，それまで話したがらなかったＪさんの現実も話してくれました。自己愛性パーソナリティ障害のように誇大自己という幻想に逃げ込んで事実を否認する，他罰的になって攻撃的になる（自己愛的憤怒），などの問題は見いだせませんでした。結果的にセルフモニタリングが進み，復職に向けてカウンセリングが展開しました。カウンセラーとしてはＪさんの良識に感謝したいところです。

5-3-24　感想②軽度の自己愛性パーソナリティ傾向への対応

　仮に，もっと自己愛性パーソナリティの傾向が強く，セルフモニタリングが難しい方だとしたらどのように進めればよいのでしょうか？　筆者は傾向の強さに応じて２段階の心の準備をして対応するように心がけています。自己愛性パーソナリティは共感力の無さが特徴の一つです。共感力のなさが高じて，自分が共感されていることにも気づけない場合があります。

　ただし，カウンセラーが共感していることが伝わるレベルの軽度の自己愛性パーソナリティの傾向であれば，現実検討と現実受容のプロセスでより一層共感的になるように善処します。セルフモニタリングを通して現実に向き合うと，誇大自己を使った心の安定が脅かされてクライエントは心の痛みを経験します。この時に全力で共感することで，心の痛みを緩和することを目指すのです。

　たとえば，同学年の中では尊大に振る舞うことができた若年者が勤めはじめて下っ端扱いされる中で事例化したケース，役職と権限に強く同一化して自尊心を保っていた方が役職定年を目前にして心の痛みを感じているケース，就職後に学生時代のような評価を得られなくなって憤懣（ふんまん）を貯める若年者，などでこの対応が活かせた例があります。この対応が活きればセルフモニタリングを続けられる可能性があると思われます。

5-3-25　重度の自己愛性パーソナリティ傾向への対応

　一方で，他者の気持ちに鈍感になりすぎてカウンセラーが痛みに共感していることさえもわからない場合もあります。このようなクライエントは自己愛的憤怒の状態ではカウンセラーに八つ当たりをしてくることもあります。機嫌が

いい時はカウンセラーがクライエントに失礼のないように丁重に対応していると尊大な態度で自慢話や誰かを卑下するような話を繰り返すこともあります。カウンセラーを卑下してくる場合もあります。

このようなクライエントにとっては，カウンセリングの場はセルフモニタリングを通した自己改善や自己成長の場ではありません。誇大自己を確認するための場になっているのです。言い換えれば「素晴らしい自分」という幻想をモニタリングする場になっているのです。筆者の印象では自己愛性パーソナリティ障害について体系的に考察した H. Kohut の方法論（Wolf, 1988）を参考に対応しながら，セルフモニタリングに誘導できるチャンスを待つ形になることが多い印象があります。たとえば，将来を嘱望されながら自他が期待するような実績が得られずに冷遇されてうつ病に陥った方，定年間際に権限を振り回してハラスメント行為によって事例化した方，などでこのような対応が必要だった例があります。

5-3-26 感想③ Jさんの職場適応と役割への同一化

うつ病からの職場復帰は職場への適応が最終目標です。そして，職場は個性のある人々が織りなす人間関係の場でもあります。クライエントがどのようなキャラクターの人として職場の相互作用に溶け込めるのかご一緒に探る必要があります。

1970年代に対人行動の文脈から躁うつ病について考察した A. Kraus は，所属する共同体が期待する役割への過剰な同一化が躁うつ病の背景にある可能性を示唆しています（Kraus, 1992　岡本訳, 2001）。日本の精神科医の中井（1982）も周囲の期待に沿わず居場所がないと自分を追い込む心理がうつ病の背景にある可能性を示唆しています。職場への適応は重要ですが，役割への過剰な同一化は深刻な心理的な負担になると考えられます。

その意味でJさんの描いた"職場での良いスパイラル"はJさんを過剰な同一化に導く可能性があるものです。このスパイラルは上長や会社に姿勢を示すためのものでもあるので，このようにならざるを得ないところもありました。ただ，Jさんは職場に入ってしまうと過剰に周囲の期待に同一化してしまうところがありました。このスパイラルのままでがんばってしまうと苦しくなる可

能性もありました。

　実はJさんのフォローアップでは"このスパイラルをどの程度裏切れるか？"もテーマになりました。技法としては損益比較とIPTのコミュニケーション分析を用いて，当面は上役になった元部下との付き合い方を検討したセッションもありました。筆者には，うつ病を経ての職場復帰には「期待にどう応えるか，どう裏切るか」が大事なポイントになる印象があります。

5-4 優秀すぎる30代女性Kさんとチームのメンバーら，そして50代男性のメンテナンス型リーダーLさんの役割をめぐる不和

> **Point** Lさんとのカウンセリングのポイント
> ・高学歴で著名な企業出身のKさんは広報の仕事がしたいということでLさんが務めるメーカーの広報チームに転職してきた。
> ・Kさんは他のチームメンバーに自分の実力を誇示し，他のメンバーを攻撃することもあったので古参のメンバーは一緒にやっていけないとLさんに訴えた。
> ・カウンセラーに相談したLさんは，Kさんが何をしたいのか考えるために，まずは自分の願望から考えた。
> ・問題解決法とIPTを応用したコミュニケーションの検討で，Kさんをどのように扱うべきか検討した。

5-4-1　来談まで①10人の部下を持つプレーイングマネージャーのLさん

　Lさんは中堅大学を卒業後に中小の製薬会社に勤めヒット商品の販促企画と広報を手がけた実績とご縁でネットワークを広げました。そして30歳前にその分野では大手と言われるメーカーに転職して20年余りです。これまでに生産管理，人事，など各部署を経験してきましたが，社歴のほとんどは広報でした。この10年は課長待遇のプレーイングマネージャーで，次の部長候補とも言われています。Lさんが率いるチームには係長待遇のリーダー2名を含む10名の部下がいます。ネットワークを大切にする仕事のスタイルを貫き，社の内外に豊富なコネクションを築いています。

　リーダーとしてはチーム内の協力的な雰囲気を大事にするメンテナンス型です。チームの卒業生は社内の各所にいますが長く良好な関係を築いています。

部下それぞれの個性を尊重して褒めて伸ばすスタイルで，部下からは人気がある上長です。要所は押さえつつも基本的には部下を泳がせて自信を持たせる方法で成果を上げてきました。

若手時代は切れ者で通っている存在でしたが，マネージャーになってからは部下が実力を出せる組織づくりを模索して今のスタイルに落ち着いたようです。Lさんの下で，実は優秀なのに自信が持てなかった人々が活気づいて成果を上げています。

5-4-2　来談まで②学歴，経歴ともに優秀なKさん

Kさんは途中入社でLさんのチームに来て2年目です。日本最難関の一つと言われる大学を卒業後，大きな資金が集まる著名な会社に勤め，そこから転職してきました。Kさんの話では前の会社時代の最後の2年は経営企画室に属して広報担当執行役員の補佐的な役も務めていたそうです。

Kさんは前職の経営企画室時代にある会合でLさんと同席する機会があり，Lさんと名刺交換をしていました。その際にはKさんは「広報の仕事に興味があるんです」という挨拶をLさんにしたようです。その後，Kさんのチームで中途採用の募集が出た時にKさんが応募してきました。

選考では，現場責任者としてLさんも面接員に入りました。Kさんは広報の実務歴はないものの学歴，経歴とも一流の優秀な人材である一方で，にこやかで腰が低く場を和やかで明るくする雰囲気が採用関係者からは高評価でした。Lさんは社会の秘書課出身の別の社員がチーム内のいい雰囲気を作ってくれているのとイメージを重ねて，Kさんが加わるとチームがますます活気づくと期待していました。また，Lさんも途中入社なので，Kさんが途中入社組として加わることに親近感も持っていました。

5-4-3　来談まで③Kさんは他のメンバーを卑下して回っていた

KさんはLさんのチームに配属されて，しばらくは先輩たちには学ぶ姿勢を徹底して謙虚で協力的な態度を示していました。ただ，徐々に仕事のこと以外では誰もKさんに話しかけない様子になりました。また，Lさんの下では「これ難しい！！」，「どうすりゃいいんだ～」，「ちょっと聞いてもらってもい

いですか？」などちょっとした愚痴のような独り言はお互いにフォローして気分的に支え合う雰囲気ができていました。しかし，Kさんが来て1年近く経ったころには，みんな黙々と仕事をして，必要以外には口をきかない重たい雰囲気になっていました。

　実は人事考課や目標管理の個別面接の中で複数の先輩から「Kさんとはやり辛い」という訴えがあり，Lさんとしては少々心配もしていました。ただ，「やりずらい」の具体例を尋ねてもこの段階では具体的な問題が挙がることはなく，多くはKさんの態度，表情，時に言葉使いがきつい…などの受け止め方次第とも言えるような漠然としたことしか挙がりませんでした。LさんはKさんが仕事に馴染むまでの一時的なものかと考えて見守る態度を取っていました。しかし，チームの雰囲気があまりにも変わってしまってLさんもKさんに何か原因があるのではないかと考え始めました。

　そんな折，Lさんと古参の部下2名が外回りに出た時に「社内では話しにくいので帰社する前にちょっとお時間をください」と秘密の面談を求めてきました。その場で，古参の2人はKさんについての思いを訴えました。2人によるとKさんは熱心に仕事を覚えて，積極的に取り組んでいる一方で，人を卑下する態度が多いことを訴えました。

　たとえば，人の仕事に対して「え，これでいいんですか？」ときつい顔つきで人を見る，表情はにこやかながら「この方がいいと思いますから，私なりにやり直しておきました。良かったらこれでどうでしょう…」，「前の会社ではもっと効率的にやっていましたよ。参考までにお話すると…。」と"あなたのやり方はダメ"というメッセージを出してくるそうです。先輩社員らが「ここではこの様に進めることになってるので…」と取り合わないでいると，「一緒に改善できると思っていた私が間違っていました。もういいです。」と不機嫌な顔をして背中を向けてしまうそうです。ほとんどの人がこのようにされた事があるということでした。

　また，愚痴的な独り言を呟いた人には「無闇に弱音を吐くなんて社会人の良識としてどうなのでしょうか？」「私はあなたの話を聞くために勤めているわけではありません。」などの非難するようなメールを個別に送りつけていたそうです。Lさんがお互いにサポートする雰囲気を作っていたこともあって，ほ

とんどのメンバーがこのようなメールを受け取って気分を害していました。

Lさんは驚きながらも，古参の2人を労い，他のメンバーが悩んでいることを重たく受け止める旨を伝えました。そして，みんなの負担を減らせるように考えることを約束しました。LさんはKさんの人柄に期待していたこともあって，一時はKさんと面談して改善を求めることを真剣に考えました。しかし，どのように面談を進めればいいのかイメージが湧きません。そこで，カウンセラーに相談してみることにして来談しました。

5-4-4 Lさんが大事にしているチーム内の人間関係

Lさんの第一印象はスリムでスタイリッシュ，雰囲気がある男性でした。広報畑ということもあって，自分の見せ方も工夫している印象でした。カウンセラーがお困りのことについて尋ねると，「来談まで②」の内容をお話くださいました。そして，「Kさんがよくわからないのです。仕事熱心なのはいいのですが，いったい何がしたくて同僚にこのようなことをするのでしょう？」とKさんを理解しきれない苦悩をお話になりました。

そこで，カウンセラーはLさんの運営方針や上長として心がけていることなどを尋ねました。Lさんは，Lさん自身の経歴とどのような経緯で今の運営スタイルにたどり着いたか熱くお話になりました。試行錯誤の連続だったそうですが，上長になった時に社内外のネットワークを活かして，多くのマネージャー経験者の方からご助言をもらったそうです。カウンセラーがネットワークの広さを称賛すると，やや誇らしげに"ネットワークも実績の一つ，実力の一つ"という持論をお話くださいました。

たとえば，「社内で各部署を回った時に作ったネットワークのおかげで，広報で何かやろうとしたときに協力してくれるんですよ。"広報を通じて社内が一つになれる"というわけではないですが，たとえば社外向けの広報でも社内のみんながみてくれて我が社に誇りを持ってくれることを目指しています。そういう実績があるので上長にも好きにやっていいと言ってもらえてますし，ネットワークは財産ですよね。」などと熱く語ってくれました。

そして，Lさんが理想にしているチーム内の良い人間関係のスパイラルをご一緒に作ってみました（図5-16）。なお，「やる気が出てくる」は感情とも認

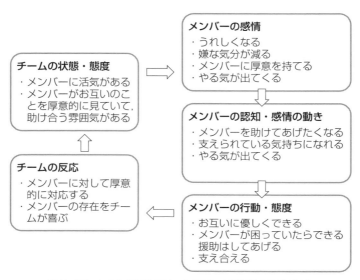

図5-16：Lさんの考えるチームの良い人間関係のスパイラル

知とも考えられるので，ここでは両方に記載されています。

　スパイラルを見ながら，「Lさんとしては，Kさんがこの中でフィットすると期待していたのでしょうか？」「どのようにフィットするとイメージしていたのでしょうか？」と尋ねたところ，秘書課出身の別の部下を引き合いに出して，「期待のしすぎだったかもしれませんが，"メンバーに対して厚意的に対応する""助け合う雰囲気を作る"という部分で期待していました。チームの雰囲気を明るくしてくれて，誰に対しても謙虚だけど仕事には手を抜かない姿勢を示してくれると思っていました。少なくとも私の前ではそういう態度を取っていますし…。」とKさんをどのように評価していいのか，戸惑っている様子がうかがえました。「信じられない…」，「信じたくない」というお言葉もありました。

5-4-5　ワークシートを使わない認知再構成法とLさんの懸念

　ここではワークシートは使っていませんが，「信じたくない」という困惑した感情に対応する自動思考をさぐるために，古参の2人から話を聞いてから今

までにどのようなことを考えたのか尋ねました。すると，Ｌさんを採用したときの話になりました。

　採用にあたっては，Ｌさんは現場担当者として部長クラスや一部の役員と一緒に面接員を務めました。Ｋさんは前職で広報担当執行役員の補佐的な役を務めていたとアピールしましたが，広報の実務経験が全くありません。採用面接では，ある面接員がそのことを質問したそうです。

　その時にＫさんは「実務経験はありませんが，広報の現場には広く触れてきました。その中で"やりたい"と強く思うようになりました。できることからがんばります。」「私なりに見ていたのでイメージはできています。」などとアピールしたそうです。面接後のミーティングでは具体性がなく見通しが甘いとも思えるアピールを「根拠のない自信がありそうで，気になるね。」とマイナスに捉えた面接員もいました。ここで，Ｌさんは現場責任者として「意欲があれば育てられると思います。」という意見を述べて，結果的にＫさんを採用してＬさんに任せようとなったそうです。

　仮にＫさんが会社に有益な人材でなかったとしたら，Ｋさんへのネガティブな評価を引っ込めてＬさんを信頼してくれた役員らに面目が立ちません。Ｌさんの頭の中にはご一緒に面接した部長や役員の顔がちらつきました。社内での評価に響きかねません。Ｌさんが大事にしているネットワークに影を落とすかもしれません。社内で実績を上げてきたという自負のあるＬさんにとって，仮にこうなったら辛いことです。

5-4-6　Ｌさんの規範への同一化と損益比較

　カウンセラーは「そのお気持ちはとても良くわかります」と共感の姿勢を示しました。Ｌさんは「でも，大事なことはチームが円滑に回ることなので…」と自分の評価への心配から目を背けようとしましたが，心配していることも伝わってきました。そこで，カウンセラーは次のようにお伝えしました。

　「チームが円滑に回ることも大事ですが，Ｌさんの実績やネットワークで広報の成果が上がっているのも事実ですよね。チームのためにもＬさんの評価を守らないといけないのかな…という感じがするのですが，Ｌさんとしてはいかがでしょうか？」

これは，ワークシートは使っていませんが，損益比較を応用した対話です。ここまでのお話でLさんの自動思考は「社内での評価が下がるかもしれない」と定義できます。そしてこの自動思考の背景には「社内での評価を守りたい」という願望も見いだせます。

　ただ，Lさんは「自己評価の懸念よりチーム（組織）の利益」という方向に自分を向けようとしました。これは一見すると合理的で常識的な方向性に見えます。このような展開は働く方のカウンセリングではありがちなことです。働く方の多くは「勤労者としての常識や良識に同一化しなければ」という規範を持っています。そのため，カウンセリングの中でも自分自身の本当の願望にコミットするよりも，規範にコミットするようにお話になるのです。

　筆者の印象では，クライエントの願望がさほど大事ではない場合は，クライエントの方向性に沿ってカウンセリングを展開する方がいい場合もあります。なぜなら，願望は時に勤労者として良識的な規範から外れています。カウンセラーが願望にコミットすると自分自身の規範的でない側面に直面化することになります。するとクライエントが葛藤したり，自分自身の願望にショックを受けてしまう場合もあるからです。

　しかし，本当は大事な願望であった場合はここで規範の方に流れてしまうと，カウンセリングのStep 0が成立しません。したがって，クライエントが主体的になれるカウンセリングを提供できなくなるのです。Lさんとのこの局面ではご一緒に規範に流れるのがいいか，願望にコミットするのがいいか，カウンセラーは判断をすることになります。

5-4-7 同一化したい規範と本当の願望の両方にコミットするStep 0

　Lさんの場合は，Lさんの「実績」や「ネットワーク」，そして「社内が協力的」ということに誇りをお持ちです。評価を大切にする姿勢や願望がLさんの原動力である可能性が考えられます。ここでカウンセリングが規範に流されて展開すると，Lさんは本当の願望を無視することになりかねません。精神分析的な考察では欲求や願望が無視されたままだと，正体不明の複雑な感情にとらわれて物事を合理的に考えられなくなることもあるとされています（杉山，2010）。

したがって，Lさんへの一つの支援仮説としてLさんの願望が反映された自動思考，「社内での評価が下がるかもしれない」と向き合う方がLさんには良いかもしれないと考えられます。そこで，カウンセラーはLさんが意識しているもう一つの規範的な願望である「組織の利益」に沿って，まずは自動思考のメリットから提案してみたのです。言い換えればLさんがコミットしたい規範とLさん自身の本当の願望を一体化させて，両方にコミットできるStep 0の展開を目指した形です。

5-4-8 損益比較の展開──デメリットにも目を向ける

カウンセラーの提案に対して，Lさんは少々目を見開いてしばし沈黙していました。そして，「そうですね。自分で言うのも変ですが，やはり社内でいい評価を維持していたほうが，チームの仕事は円滑に回りますね。」と社内での評価を心配する自動思考や「評価を守りたい」という願望にメリットがあることを見つけました。カウンセラーはさらにデメリットにも目を向けていただくために，次のようにお話しました。

「やっぱり評価されている方が何かとやりやすいですよね。ただ，お話を伺っているとLさん自身の評価を意識するとなにかデメリットもありそうな感じなのでしょうか？」

Lさんはちょっと考えて「うーん，それもありますね。評価を意識してしまうと，私自身が落ち着かなくなってしまうこともあるので…」とデメリットも確認してくださいました。カウンセラーは「そうですよね。そのお気持ちはとても良くわかります。評価を気にすると大事なことが見えなくなったり…。」と共感しながら，評価を気にするデメリットも意識しながら社内の評価を守る方法についてご一緒に考えることを提案しました。

5-4-9 問題解決法──問題を定義するために「お困りごとリスト」を作成する

Lさんにとって，自分自身の社内での評価を大切にすることが一つの目標だと見えてきましたが，本質はKさんと他のメンバーの人間関係の問題です。何かと複雑になっていそうなので，問題解決法のプロセスに従って問題の定義からはじめることを提案しました。Lさんが思いつく限り，問題をリストアッ

プしてもらったところ，表5-2のように挙がりました。

　筆者は職場のチームの問題など，クライエントのお困りごとが複雑な場合は困っていることリストを書き出していただくようにしています。そして，今現在の主観的な深刻度を数字にしてもらいます。その上で，問題のプロセスを理解するために挙がった問題の因果関係（原因と結果の関係）を考えてもらう方法をよく用います。

　これは因果関係を図示することで，本質的な問題と派生した問題とに区分することが目的です。筆者はより本質に近い問題が改善可能な問題なら，それを考えるべき問題として設定するように提案します。一方で本質がどうにもできないときは，派生した問題の軽減を考えるように提案します。

　Lさんにもこの方向でお願いしたところ，因果関係は「5．→2．→4．→1．→3．→6．」となりました。「5．」はこの段階ではLさんの想像ですが，もしかしたら本当かもしれません。これが改善できれば全て改善されるはずなので，まずは「5．」から手立てを考えてみることにしました。

　問題解決法の手続きを進めたところ，「LさんによるKさんへの面談」と「Kさんのカウンセリングへの誘導」が有力な方法として挙がりました。そこで，面談についても問題解決法の手続きで話し合いました。その結果，Kさんとの面談における問題の定義は「Kさんは本当に何か困っているのか？」「Kさんは自分の態度が先輩らを困惑させている自覚があるのか？」の確認になりました。

問題	現在の深刻度
1．チーム内の雰囲気が悪く活気がない	80
2．Kさんの他のメンバーへの態度が悪い	100
3．新しいアイディアを出しにくく，この先に手詰まりになるかもしれない	60
4．他のメンバーが困っている	100
5．もしかしたらKさんも困って，その結果として今の行動になっている	50
6．Kさんが会社に貢献できないと自分の評価が悪くなる	50

表5-2：Lさんのお悩みリスト

面談の方略については，まずは古参2人から聞いた話は伏せて「1年経ったわけですが，はじめての事やイメージと違うところもあったと思うので，ここまで勤めての感想を教えてください。」「記録が残るような公式の面談ではないので，自由に何でも話してください。」「何か困っていることがあったら，出来る限りの支援をしたい。」という設定をKさんに提示することからはじめることになりました。なお，カウンセリングへの誘導は話の展開の中で可能であればという形になりました。

5-4-10　LさんとKさんの面談の結果

面談の結果としては，「Kさん自身は特に何も困っていないが，"こうしたほうがいいと思います"という提案はたくさんあるようだった。」，「しかし，提案のほとんどは弊社では難しいこと。そのことを伝えたら，これまでLさんに見せたことがないような不機嫌な顔をしばししていた。」ということでした。Lさんとしては，Kさんの不機嫌な様子を垣間見て先輩らの気持ちの一端が垣間見えた，と感想を述べていました。LさんはKさんの明るく，謙虚で腰が低い態度が彼女のパーソナリティだと信じていたようですが，Kさんに対する認識が変わったようでした。

また，上長としての助言・指導としてKさんに対して「実現可能かどうかはさておき，提案はありがたい。ただ，案がある中で実現できないのもストレスかもしれない。上長の自分には言いにくいこともあるかもしれないので，カウンセリングを使うように。」とカウンセリングにつなぐ助言も行ってくれたそうです。ただ，結果的にKさんが来談することはありませんでした。

5-4-11　Kさんは何を求めているのか？

カウンセラーは次に「Kさんは，なにがしたいのでしょうね？」とKさんの願望について考えることを提案しました。ここではIPTのコミュニケーション分析を応用して，Kさんがどのような役割関係を求めているのか，何を期待しているのか考えてみました。この対話は逐語の形でご紹介しましょう。

Co：Kさんは何がしたくて，何を求めている感じなのでしょうか？

Lさん：うーん，自分の提案にこだわっているように見えましたね。提案は確かに一理あるわけですが，弊社の状況や方向性を考えると「違う」んですよ。

Co：Kさんの案は「違う」んですね…それは提案してもらっても困ってしまうかもしれませんね。

Lさん：そうなんです。「わかってないなあ…」という感じなので，教えてあげて育ててあげないと思うのですが…うーん（沈黙）

Co：育ててあげることが難しいような印象があるのでしょうか？

Lさん：うーん，そうですね…，採用の時はKさんを育てられると思いました。でも，面談の時に見せた不機嫌な顔を考えると，素直に学んでくれないような気がしますね。

Co：ああ，不機嫌な顔がかなり印象的と言うか，Lさん自身が困惑したと言うか…。

Lさん：はい。〈中略〉実は大学生の娘がいるのですが，幼稚園の時に娘が嫌ってる女の子がいたんです。家の中では，「○○ちゃん，嫌い！」と家内や私によく訴えていました。父兄参観のときに，気が強そうな女の子がいまして，その子は気が弱そうな男子たちに口やかましく命令していて，子分にしているような感じだったんですよね。一見可愛くて明るい子だったので男の子たちも嫌そうではなかったのですが，私だったらあんなふうに命令されたら嫌だなあ…と思って印象に残っていたんです。あとで聞いたらその子が娘の嫌いな子でした。変な話ですが，なんだか思い出してしまった感じです。

Co：いえ，全然変じゃないですよ。人の連想は意外と真実というか，本質を捉えていることもあると言われています。考えてみると手立てが見つかるかもしれませんね。

〈中略〉

Co：娘さんの同級生の女の子と何かが重なって見えたような…。

Lさん：うーん，そのように断言していいのかどうかも迷うのですが…〈中略〉60％くらいはそのように感じています。

Co：〈中略〉重なって見えるということは，何かが似て見えたのかもしれませんね…。
Lさん：そうですね…。なぜ，思い出したのでしょう…。

　Lさんは自分の転移感情に気づき，それに困惑しているようでした。そこで，考える手がかりを部下から聞いたお話に移してみました。

〈中略〉
Co：ところで，Kさんとの面談では古参のお2人から聞いた態度の片鱗が見えた感じがしたのですね。〈中略〉（古参の部下が言うような）"不機嫌な顔をして背中を向ける"が本当だとしたら，どんな気持ちがその態度に込められているでしょうか？
Lさん：怒っていることをアピールしているように見えますね。
〈中略〉
Co：では，Kさんの"私が間違っていました。もういいです。"にはどのような気持ちが込められていそうでしょうか？
〈中略〉
Lさん：言葉とは逆のことを思っているように感じますね。「あなたが間違っている，私は正しい」と人を貶しているような…。ただの批判というより「自分が正しい」とアピールしているようにも感じます。
Co：Kさんは人の上に居たいのでしょうか？
Lさん：言われてみると，そう思える節はありました。歓迎会で雑談しているときに何度か自分の出身大学の話をしていました。〈中略〉しきりに"○○大では…"と大学のローカルルールのようなものを話していたのを不自然に感じたことを覚えています。
Co：そうでしたか。
Lさん：前の職場の役員の話も何度もしていましたね。今思えば，自分はすごいというアピールにも見えるような…。
Co：そうでしたか…言葉は悪いですがKさんの学歴や経歴はチーム内では他の人が一目置くと言うか，「私は上位です」というアピールになる感じなの

でしょうか。
Lさん：そうですね，考え方次第ですが，そうなる可能性はあるくらいの学歴と経歴だと思います。
Co：そうでしたか…。変な表現かもしれませんが，仮にKさんが「私が正しい，私は上位」アピールをしている可能性があるとしたら，Lさんとしては何％くらいその可能性がある気がしていますか？
Lさん：〈沈黙・中略〉難しいですね（苦笑）。70％…いや，私の主観だけなら80％くらいな気がします。

5-4-12　Kさんとチームにおける役割の不和

　Kさんの態度をめぐる対話の中でKさんには「自分は上なんだ」という意識がある可能性，またKさんの提案または命令でみんなが動くことを望んでいる可能性が浮かんできました。一方でLさんや他のメンバーはKさんに上位の役割や提案や命令をする立場にいてもらうことは望んでいません。IPTにおける問題領域としては役割をめぐる不和と言えそうです。Lさんにこのことをお伝えしたところ腑に落ちた様子でした。

　このあと，先の問題の定義に立ち返り，「Kさんの態度が悪い」「他のメンバーが困っている」を問題に設定して解決策を考えてみました。その中でLさんはKさんとの面談を通して役割をめぐる不和の解消を考えました。しかし，先の面談の印象を考えると良い展開をイメージできませんでした。

　そこで，Lさんはチーム内の仕事の分担を見直しました。Kさんはこれまでは係長クラスの一人の下につけていましたが，ほぼ一人で完結する新規の社内広報プロジェクトの一つを担当してもらうことにしてLさんが直接指導することにしました。Kさんは社内外を動き回る時間が増え，チームのデスクにいる時間が減りました。チームには少しずつ前のようにお互いに支え合う雰囲気が戻ってきました。このように関わりを制限することも対人関係であり，コミュニケーションの一つなのです。

5-4-13　カウンセラーの感想

　Kさんは第2章で紹介した職場でみられがちな願望から考えると「優位に

立ちたい」という思いが強く，その一方で身近な人と「仲良くしたい」という願望が比較的弱かったようです。Lさんは娘さんが幼稚園時代に嫌っていた同級生を連想したわけですが，もしかしたら身近な人間関係の中では周りを子分のようにしていたいという願望があったのかもしれません。

　仮にこのような願望があったとしたら，長期に渡って誰かと平和的な関係を維持するのはKさんには難しいことになるでしょう。Lさんが期待したようにチームに溶け込んでチームの雰囲気を良くするような役割は無理な人材だったと考えられます。

　ただ，採用面接では人柄の評価が高くなっていました。短時間の接触であれば人にいい印象を与えられるソーシャルスキルはあったようです。したがって，社内外を動き回って短期的に各所と接触するような役割であれば続けられるのかもしれません。実際，Kさんはこの立場になってから楽しそうにしているそうです。

　懸念されることとしては，Lさんが直接指導することになったことで，いずれはLさんにもチームのメンバーにしたように上位だとアピールするような行為がはじまるかもしれません。実はその後にLさんのネットワークから流れてきた情報では，Kさんは前の会社の役員とはずっと個人的に懇意にしていて，何かと相談するなどの関係が続いていたそうです。前の会社の役員と自分を同一化して強気になっていたのかもしれません。

　この役員は一般的にはLさんよりも社会的評価が上に見られる立場です。Kさんがこの役員と自分を重ねていたら，Lさんが下に見えてしまうことでしょう。ただ，LさんはKさんの人柄については採用面接の印象から認識を改めています。「こういう人なんだ」という前提のもとで関わることで，被害を小さくすることができるでしょう。

　その後も，KさんはLさんをはじめチームのメンバーとは緊張感のある関係が続いていました。ただ，Kさんの採用はLさんのチームでの欠員人事から始まってはいますが，人事異動の可能性もある採用でした。Lさんは2年間広報にいてもらったら，経験を積むために他の部署に出すことを考えています。Lさんはさまざまな部署を経験することでKさんの人柄が磨かれることを期待しているようでした。この事例ではCBTとIPTの方法を駆使して対応

を考えることで,「みんなが幸せ」になるには至らなかったかもしれませんが,役割の不和を積み重ねて「みんながさらに疲弊する」状況は回避できたと言えるでしょう。

5-5 役職定年のNさんに追い詰められた期待の若手Oさんとサポーティブな課長Mさんとのカウンセリング

> **Point** Oさん,Mさんとのカウンセリングのポイント
> ・役職定年のNさんは期待の若手OさんにNさんなりの持論を正論のように押し付けて,さらに理不尽な要求を重ねて心理的に追い詰めていった。
> ・一方,MさんもNさんから理不尽な要求や持論を押し付けられていた。
> ・耐えかねたOさんは上長の課長Mさんに相談したところ,Mさんに苦悩を理解してもらえて気分的に救われ,カウンセリングを勧められた。
> ・Nさんの問題は対人関係の問題として扱うのは難しく,認知再構成法で展開した。
> ・Mさんは問題解決法でOさんへのサポート法とNさんへの対処法をすぐに見つけることができ,そのかいあってOさんはNさんをある無脊椎動物だと思うことでNさんへの感情を整理できた。

5-5-1 来談まで①役職定年で配属されたNさん

Mさんは大学の経営学部を卒業後,中堅商社に勤めて約30年。地方や中東,アジアへの赴任も経験して,本社に戻りました。その後,課長を務めるようになって4年目です。課内は入社5年目で次世代のエースと目されるOさんをはじめ成長著しい若手に恵まれ活気がありました。Mさんはそつのない運営でも評価されていました。

そんな折に,Mさんの元上長で直前まで部門部長を勤めていたNさんが役職定年のため係長クラスの待遇でMさんの課に配属されました。Nさんは社内で最大派閥といわれている大学の出身,基本的には優秀な切れ者で実績もあげていました。社長室や役員室に出入りする姿が目撃され,自分でも「(社長や役員は)○○と言ってるらしい」と幹部との関係を匂わすこともありました。一方で,尊大な人柄でときに話が長いことでも有名でした。課長時代も部長時代も人望があるとはいい難い上長でした。

こんなNさんですので，Mさんも積極的に来てほしいとは思っていませんでした。また，Nさんの最後の部門部長職はMさんのラインの上ではなかったのですが，Mさんが課長に着任する直前までNさんがそのラインを統括していました。つまり，Mさんの課については何かしら一家言（独自の主張や持論）あるかもしれない状況でした。できればMさんの課に配属するのは避けた方がいいところです。

しかし，たまたま役職定年を迎えた方が多いタイミングでどこの課も役職定年になった誰かを引き受けなければならない状況でした。組織的な力動の中でMさんの課にNさんが配属されたようです。

5-5-2　来談まで② Nさんが来てから期待の若手Oさんの調子が悪くなった

この商社では，役員になった場合は原則として役職定年はないそうです。また，慣例で部門部長を務めた場合の役職定年後は係長待遇，課長や係長までなら一般の社員待遇になることが多いようです。ただ，係長待遇と行っても手当がつくだけで部下はつきません。ラインとしては実質的には末端に位置する形が多いようでした。

Nさんも実質的にはラインの末端としてMさんの課に配属されました。ただ，Mさんにとっては元上長ですし，新入社員のように扱うわけにもいきません。Mさんも約10年後には同じ境遇になります。役職定年者を蔑ろにするような慣習は作りたくありませんでした。そこで，着任後にNさんに何をやってもらうべきか，Nさんと話し合いました。

Nさんにも責任ある仕事をいくつか持ってもらうことにしましたが，Nさんは「せっかく私が来たんだから上手に使いたまえ。若手に経験値を伝える形で，もっと生産性が上がるように育ててあげたいんだ。」と申し出ました。Mさんは昔の上長の言葉を無碍にもできず，そのような形でお願いしますということになりました。

5-5-3　来談まで③ NさんのOさんへの威圧的態度と要求

Nさんが来てからしばらくすると，期待の若手Oさんがミスを重ねるようになりました。誰が見ても元気がなく，女性社員から「大丈夫？　病院行った

ほうがいいんじゃない？」と言われるような顔色になりました。Ｍさんも事情を聞こうかと心配していた矢先にＯさんから相談を申し込まれました。

　ＯさんはＮさんからの理不尽な要求が続いて困っていたようです。Ｏさんの採用面接ではＮさんも面接員の一人でした。ＯさんはＮさんが異動してきてすぐに「その節はお世話になりました」と挨拶をしたそうです。Ｎさんはその場で「君ねえ，挨拶が今じゃ遅いんだよ。辞令はとっくに発表されてたでしょ。これから世話になるんだから，辞令を見たらすぐに来なきゃだめだよ。」と苦言を呈したそうです。

　予想外の応答に戸惑ったＯさんが「気が利かなくて申し訳ありませんでした。」とお詫びをしたところ，Ｎさんは首を横に振りながら「わかってないね。気が利くとかじゃなくてね，世話になることが決まったら直ぐに挨拶に出向くものなんだよ。これが企業人としての心得だよ。」と言葉を重ねました。ＯさんはＮさんの威圧的な態度を腹立たしく感じていましたが，「申し訳ございません。」と更に謝りました。

　するとＮさんは「まったく，いつ挨拶に来るのかとヒヤヒヤしていたよ。今日も挨拶がなかったら君をどう指導しようかと心配していたところだよ。こんな心配をかけるのは大概にしてほしいものだね。」と頭を下げ続けるＯさんに対して叱責を重ねました。Ｏさんは頭を下げ続けていたものの内心は激しく苛立ち，いつまでも頭を下げ続ける自分に悲しくなっていました。帰宅後も腹立たちや悲しさが収まらず，この日から寝付きが悪くなったそうです。

　これだけでもＯさんは心理的なダメージを受けていたのですが，ほどなくしてＯさんが社外の関係先に課内共有アドレスから発信したメールにケチを付けられたそうです。ＯさんによるとＮさんは「社外に出すメールは何かあったときには証拠として扱われることもあるんだよ。こんな書き方だと，万一のときに我が社の不利益になりかねない。」「出す前に私がチェクしてあげるから，必ず私を通しなさい。」と要求してきたそうです。

5-5-4　来談まで④　Ｎさんの行為でＯさんは深刻な心理的なダメージを受けた

　ＯさんはＮさんの要求を不快に思って断ろうと考えました。そこで，「お言

葉はごもっともですが，メールは相手があることです。相手が欲しいタイミングで発信する必要もあります。相手方との信頼関係のためには迅速に返す場合もありますので，全てをＮさんにチェックしてもらうのは現実的ではありません。」と反論しました。

　するとＮさんは，人をバカにしたように「はぁ〜」とため息を付いて「わかってないね〜。」と返しました。そして「相手先が迅速なメールを求めていたとしても，リスクのあるメールを発信してしまったら取り返しがつかないだろう。相手先のご機嫌を取ることが私達の仕事じゃないんだよ。会社に貢献することが私達の仕事なんだよ。それに，本当にご機嫌取るだけでいい関係が作れるのかね？　丁寧で間違いのない対応を重ねることが本当の信頼関係につながるものなんだよ。相手方もメールのタイミングだけで君と我が社を評価しているわけじゃないんだ。私の言葉に従ったほうが君のためでもあり，会社のためでもある。せっかく私がチェックしてあげると言ってるのだから，私を上手に使いなさい。」とＯさんへの要求を続けました。

　悪いことにＯさんのデスクはＮさんの隣です。ＯさんはＮさんに頻繁にPC画面を頻繁に覗き込まれて，とても嫌な気分になっていました。Ｏさんは不快に思いながらも「そんなにチェックしたいなら…」ということで，Ｎさんの要求に折れる形で対応していました。ただ，やはり相手方の都合もあって，全てに従えるわけではありません。Ｎさんに見せずに発信したメールもありました。

　Ｎさんはそのことに気づくと「それはよくないよ。リスクのある行為を続けることは企業人として間違っている。Ｏ君のしていることは就労規則の問題になるかどうかはわからないが，君自身だけでなく会社をリスクに晒す行為なのだよ。正しいことではない。故意に会社に不利益を与えたら懲戒になるという規定もあるのは知っているね。二度とこのようなことはしないように，私が守ってあげよう。"勝手にメールを配信しません"と覚書を書いてもらおう。」と重ねて要求してきたそうです。覚書の要求にはＯさんも驚いてしまい，「考えさせていただきます。」と返すのがやっとでした。

　するとＮさんは「ほう。何を考えるのかねぇ…。まあ，いいだろう。覚書は君のためなんだから早めに書くようにしたまえ。」と言うと，小声で「まっ

たく」と舌打ちのよう声でOさんを蔑むような態度を示したそうです。これ以降，Oさんはますます気分がすぐれない状態が続き，眠れなくなったそうです。

Nさんは毎日のように数分は不機嫌な顔でNさんを見つめることが続いています。Nさんは「メールを見せろ，覚書を出せ」と直接言うことは少なかったようですが，その後もOさんのPC画面を背後から度々覗き込んできます。Oさん心理的に追い詰められ，耐えかねてMさんに相談したそうでした。

5-5-5 来談まで⑤耐えかねたOさんと課長Mさんの面談

Oさんの訴えを聞いたMさんは驚きましたが，Nさんの行為はあり得ることかとも思いました。実はNさんはMさんの会議の進め方，書類回し方，課長決済の判断，などMさんの仕事にもケチを付けてきていたのです。課の運営についても口を出し，部下時代のMさんの態度や些細なミスまで持ち出してMさんの人格にも言及して長時間にわたってご意見を展開したこともあります。さすがにMさんも不愉快に思い，しばらく寝付きが悪くなることがありました。

Oさんの訴えを聞くまで，Mさんは「Nさんは経験値が豊かなだけに何かいいたくなるのだろう」と気にしないように心がけていました。しかし，ベテラン社員が若手に経験を伝えることは不自然ではないとしても，Oさんは仕事が手につかなくなるほど心理的な負担をNさんから受けています。特に覚書の件は，Oさんに対する嫌がらせにしかなっていない可能性もあります。

Oさんに深く同情したMさんは，Oさんの心理的な負担に共感的に理解を示しました。また，日々我慢していることを労いました。Oさんはうっすらと目に涙を浮かべていたようです。

とは言え，どのように対処するべきかアイディアはすぐには浮かびませんでした。Nさんを呼び出して指導することも考えましたが，逆にMさんに"君はいつまでたっても，わかってないね。(若手にミスをしたころから)成長が見られない。課長としてそれでいいのかね。"と言われて終わりそうな予感がします。

またMさんは上長である今の部門部長への報連相も考えましたが，有益な助言が得られる気がしませんでした。そもそも，Nさんの一連の行動を理解してもらえるかどうかも自信が持てませんでした。

　このようにMさんはNさんへの対応には妙案が浮かびませんでした。ただ，Oさんが限界に近い状態で相談に来ていたことはわかっていました。そこで，Nさんに対して何ができるのか考えるので，近い内に再び相談する約束を交わして面談を終えました。また，Oさんが心理的に辛そうなことを心配して，Oさんにカウンセリングの活用も勧めました。Oさんは自分自身の変調を重たく受け止めていたこともあって，カウンセリングに来談しました。

5-5-6　Oさんの来談：これは対人関係の問題なのか？

　カウンセリングではOさんはMさんに話した来談まで③④の内容をお話くださいました。「こんなことを言ってはいけないとわかっているのですが，Nさんのことが本当に嫌いで顔を見るのも嫌なんです。」「名前を聞くのも嫌で…」と，途中で涙が溢れる場面もありました。Nさんの行為で本当に心理的に追い詰められていることがうかがえました。

　Oさんが悩んでいる問題は一見すると対人関係の問題に見えます。ただ，Nさんに関しては対人関係の問題と言えるかどうか判断が難しいところです。たとえば，挨拶のエピソードではNさんの苦言にOさんが謝ったにもかかわらず苦言を呈し続けました。また，メールのチェックに関してはOさんの反論を「わかってない」全く取り合わず，懲戒の可能性まで示唆して覚書まで要求する始末です。OさんとNさんの間には全くコミュニケーションが成立していません。Nさんが一方的に自分の権威を見せつけ，指導という名目でOさんに苦痛を与えているだけです。

　IPTのアプローチはコミュニケーションが成立する可能性がある場合には有効です。すくなくともOさんへのNさんの態度を確認する限りでは相互作用としてのコミュニケーションが行われている気配がありません。そこで，カウンセラーは，CBTの導入を考えました。

　OさんはNさんに変わってもらえる手立てを望んでいましたが，その手立ては上長のMさんと考えるように提案しました。そして，ここではNさんの

影響でOさんがどのように変調したのか見つけて，Mさんにどのような支援をしていただければOさんが楽になるのかを考える形でStep 0の同盟関係を築きました。

5-5-7 Oさんの苦悩と自動思考

第2章で紹介したCBTのアセスメントシートを作成したところ（図5-17），Nさんと関わっているときのOさんの感情は，「焦り（60）」「怒り（60）」「悲しい（90）」「不安（90）」，「悔しい（80）」，「苦しい（100）」，となりました。感情の大きさから，どれだけ辛い思いをしているのか伝わってきます。カウンセラーは「本当に我慢してお仕事なさっているんですね…。お察しします。」と労いの言葉が精一杯でしたが，深く共感しながら対応しました。

感情に対応する自動思考は図のようになっていますが，「Nさんは採用してくれた人，社内の有力者，経験値が豊富な実力者だから従わないと社内で自分の立場がなくなる」が「不安」「悔しい」「苦しい」の3つに関わっていました。カウンセラーは，まずはこの思考内容から検討することを提案しました。

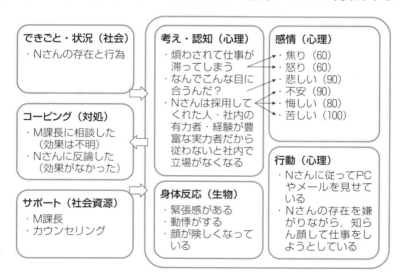

図5-17：OさんのCBTアセスメント

5-5-8 状況認知に関わる自動思考は根拠の検討から行う場合も

筆者はスキーマが関わっていそうな自動思考は損益比較を導入して自動思考との付き合い方を考えます。しかし、スキーマの関与が低そうな状況認知、すなわちクライエントが状況について何らかの誤解をしていたり、情報操作を受けていそうな場合は、損益比較よりカラム4・5の根拠の検討を優先します。Oさんに対してはNさんを過大評価する情報操作がある可能性を感じました。そこで、カラム4・5を優先する方向に誘導しました。

Oさんの自動思考にはいくつかの事項が混在していました。そこでカウンセラーの提案で「①Nさんは採用してくれた人」「②社内の有力者」「③経験豊富な実力者」「④従わないとOさんの立場が悪くなる」に区切って、それぞれに根拠を考えるシートを作成しました。その結果、全ての事項で「本当である根拠」「間違っている根拠」の両方が出てきました。根拠の確信度を数字にしてもらったところ、間違っている根拠のほうに幅があるものがありました（表5-3）。

思考内容	本当である根拠	間違っている根拠
1．Nさんは採用してくれた人	採用面接で面接員だった（60）	より上位の役員も面接員だった（60）
2．社内の有力者	社長と同窓でコネクションがあると言われている（40）	本当にコネクションがあったら幹部になっているはず（50）
3．経験豊富な実力者	部門部長まで務めた実績がある（60） 言うことは本当にそのとおり反論できない（60）	誰もNさんに教わりに来ない（60） M課長も尊敬していない感じだった（80） 仕事ができそうな印象がない（40-70）
4．従わないとOさんの立場が悪くなる	社長など幹部にOさんの悪評を伝えるかもしれない（30）	本当にコネクションがあるのか疑わしい（50-70） Nさんが社内で持て余されているのかもしれない（50-70）

表5-3：思考内容とその根拠

5-5-9 実績のある人，有力者に対するOさんのスキーマ

この幅についてカウンセラーが質問したところ、Oさんは「理由はわからないのですが、このように考えてはいけないような気がするんです。」と訴えました。カウンセラーは「理由はわからない」に注目して、「もしかしたら、

Oさんの考え方の癖のようなものがそこに潜んでいるかもしれません。」と続け、Oさんの何らかのスキーマがNさんの行為の被害を更に拡大している可能性について心理教育を行いました。

Oさんは「Nさんの行為は本当に許せないけど、自分で被害を拡大しているとしたらそれも嫌です。」とスキーマについて考えてみることに興味を示しました。そこで、事例2で紹介した「下向き矢印法」で探っていきました。すると、図5-18のようなスキーマが浮上してきました。

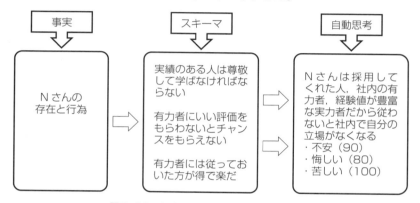

図5-18：Oさんのスキーマと自動思考の関係

5-5-10 新しい考え方の探索と「人を嫌う」ことへのOさんの抵抗

このワークを通して、Oさんは先程の自動思考からこのスキーマの影響を差し引くと、自動思考そのものがほぼ消えるかもしれないという感想をお持ちになりました。ただ、「(このようなスキーマは)いけないものなのか」という疑問も持っていました。Oさんはこのスキーマのおかげで仕事がうまくいっている、つまりメリットがあると感じていたのです。

心理教育として「夏服、冬服」の例えで「考え方は着替えることが出来る、必要な時に着ればいい、不要な時は脱げばいい」と説明したところ納得した様子でした。そしてOさんは「Nさんに対しては、違う考え方をしたほうがいいんですね」と新しい考え方を自分から探し始めました。カウンセラーが「(カウンセリングのはじめで)Nさんのことが本当に嫌いとおっしゃっていましたよね」と感想を述べたところ、Oさんは「社内の人を本当に嫌ってし

まっていいのかわからない。人を嫌いになると仕事がやりにくくなるので…。」とNさんを嫌ってしまうことへの不安もある様子でした。新しい考え方の探索は次回以降に保留となりました。

ここで、これまでのワークを踏まえてMさんにどのような支援をお願いしたらいいのか話し合いました。その結果、「Nさんを何とかして欲しい」、そして「Nさんについてどのように考えて、どのように付き合えばいいのか教えて欲しい」と求めるべき支援が明確になりました。

5-5-11 Mさんの来談と展開の早い問題解決法

Mさんはその後、悩んだ末に上長の部門部長と人事部長に報連相をしました。Oさんの体験は聞いた話だったので証拠があるわけではありませんでしたが、期待されていたOさんが心理的な不調に追い込まれたこと、Mさん自身も何かとケチを付けられてやりづらくなっていたことなど、上長と人事部長にはNさんの問題行動はご理解いただけたようです。Oさんに対する覚書の件などハラスメントの疑いもあるものの、できれば平和的に解決したいところです。そこで、Mさんからカウンセラーにこのような事案への対策がないか尋ねてみることになりました。

カウンセラーを訪ねたMさんは来談までの経緯をカウンセラーに話しました。カウンセラーは問題解決法の「お困りごとリスト」の作成から勧めました。些細なものでも思いつく限り書き出していただくようにお願いしたところ、Mさんは自分が問題を認識した順番にリスト化し、さらに解決後の状態を中心に言葉にしたようでした。常に問題解決を考えている方の場合は、悩み事として問題そのものではなく、解決後の状態が挙がることもあります。Mさんもそのタイプの方のようです。

問題	現在の深刻度
1．Oさんの調子や仕事ぶりを回復させる	60
2．OさんはNさんの行為で困っているようなので、Nさんにやめさせる	100
3．Nさんにはもっと会社の役に立つことをして欲しい	60
4．Nさんの行為がこのまま続いたら事が大きくなる	60

表5-4：Mさんのお悩み事リスト

次に因果関係を考えてもらったところ，「3.→2.→1.→4.」となりました。「3.」がうまく行けば「2.」以降は全てなくなります。そこで，現実的かどうかを考えたところ，「上長や人事と相談すれば不可能ではないかもしれない」ということでした。「2.」以降も同じように現実的かどうか，そしてこのために今すぐできることを考えてもらったところ，「2.」は「私だけでなく，上長などと同席してもらって指導すればできるかもしれない」，「1.」は「OさんがNさんを無視して自分の仕事に集中してもらえたら」，「4.」は「NさんとOさんは離したほうがいい。Nさんには今後は若手と一緒にしないほうがいい」，などと手立てが挙がりました。これは問題解決法における「問題解決スキル③意思決定，解決策を選択・合成・計画化」です。問題解決を日々考えている方の場合は，問題解決法がとても早くスムーズに進むことがあります。Mさんは優れた問題解決型リーダーなのかもしれません。

5-5-12 Nさんのパーソナリティは説明するべきか？

なお，カウンセラーはNさんのパーソナリティについて説明を求められればそれなりにお答えすることもできました。たとえば「役職という権威を失ったことを受け止めきれなくて，自分の権威を示したくなる方もいるようです。そこに立場が弱い人や気のいい人が巻き込まれると心理的なダメージを受けることもあるようです。」などと説明することは，できたかもしれません。しかし，関係者が問題になっている方のパーソナリティを知ることは必ずしも必須ではありません。具体的な手立てや対策を急いでおいでの場合は，認識している問題からご一緒に考えることがいい場合が多い印象があります。Mさんの場合も，対策を急いでおいでだったので，問題からご一緒に考えました。

5-5-13 問題解決法の展開

「3.」「2.」はMさんだけでは難しそうですが，「1.」「4.」，特に「1.」はすぐにでもできることがありそうです。そこで，Oさんがいきいきと活躍していた頃の対人関係のスパイラルをご一緒に描いてみたところ，期待されることでイキイキと働くOさんの姿が見えてきました。

現状ではOさんは孤独にNさんの行為に耐えていたように見えるので，次

の面談ではMさんがNさん対策における味方になってあげてもらうように提案しました。提案に納得したMさんは，自分だけでなく部門部長もOさんを高く評価して期待していること，NさんのOさんへの要求や評価は無視していいこと，などを次の面談で伝えることにしました。

5-5-14　Oさんの認知再構成

　新しい考え方の探索を保留していたOさんですが，Mさんに面談してもらってNさんについていろいろと示唆を貰ったようです。その中でNさんに対する考え方に変化が現れていました。Mさんだけでなく部門部長も自分に期待してくれて味方になってくれていること，「Nさんは無視していい，会社も大して評価しているわけじゃない」と言ってもらって，Nさんを尊重する必要はないと確認できたこと，などが気持ちの変化に大きかったようです。また，業務都合という理由で，Oさんを一時的に別のデスクで仕事ができるようにしてもらえたこともいい方向に向かった一因だったようです。

　少々落ち着いたOさんは，「Nさんの言うことは正論かもしれないが，仕事は一つの正論だけで出来るものじゃない。"Nさんの正論"と捉えて，"今の仕事の正論"を考えればいい。」「嫌いな人を作らないように心がけてきたけど，嫌いな人は嫌いで構わない」と思えるようになったと晴れ晴れと話しました。

　その中で，「今，思いついたのですが，例えが悪いんですけど，ゴキブリってみんな本能的に嫌いですよね。でもゴキブリってどこにでも出るじゃないですか。出たら殺虫剤とかで退治しますけど，結局また出てきますよね。いつ出るかを気にしてたらどこにもいけない。嫌いだけど，ある意味で無視していますよね。あれと同じだって…」とお話になってちょっと沈黙しました。そして「すみません，人をゴキブリに例えるっていいことではありませんよね。今までこんなふうに考えたことがなかったのですが…」と自分自身の考えに戸惑っている様子でした。カウンセラーは「Nさんはそういう方だったということなのかもしれませんね」とOさんの感じ方を支持しました。するとOさんは「そうですね，ゴキブリだと思うとNさんの存在を気にならなくなると言うか…。人に対してこんなふうに考えるのはいけない気がしていましたが，これで

楽になることもあるんですね。」と新しい考え方の効果を実感しているようでした。

5-5-15 カウンセラーの感想

　役職定年を迎えた方がみんなNさんのようになるわけではありません。ただ，役職の権威と自分の才能を同一視していた方が役職と権限を失うと心細くなるようです。その中で自尊心やモチベーションを下げてしまう方も多い一方で，目立つ人や気のいい人，立場の弱い人に権威を誇示して，時に苦痛を与えることで自尊心を取り戻そうとする方もいるようです。経験が豊かなだけ，屁理屈をこね回す能力が高い場合は，反論を持論で片っ端から潰すのでターゲットになった方は心理的にも時間的にもダメージを被ります。特に，立場が弱い人，気が良くて自責しやすい人は追い詰められてしまうこともあります。

　一人で抱え込むとOさんのように心理的に追い詰められてしまいます。場の責任者など人事に影響力を持つ人の理解と支援が必要です。上長のMさんに理解してもらえただけでもOさんは救われたところがあったと考えられます。

　実はカウンセリングで出来ることは限られています。CBTとIPTは問題解決の有力な方法ですが，これだけでOさんやMさんの抱えるお悩みは解決できません。ただ，Oさん，Mさんなど複数の関係者にカウンセリングを行うことで，現実的な問題解決が展開しやすくなる場合もあります。CBTもIPTも個人の心と対人関係を最適化する有力な技法ですが，組織の最適化を支える方法として活用してもらえるとカウンセラーとしては嬉しい限りです。

キーワード集

用語編

● ● ● はじめに ● ● ● ● ● ● ● ● ● ● ● ● ● ● ● ● ●

傾聴

日本ではC. Rogersの提案したActive Listening, すなわち受容的態度, 共感的理解, 自己一致が伴う聞き方を傾聴と呼ぶことが多い。なお, Active Listeningは積極的傾聴法と訳されることもある。

カウンセリング

本来は適切な助言をするという意味。米国では1940年代までは精神分析に基づいた助言がカウンセリングの主流だったが, C. Rogersの提案から傾聴も重視されるようになった。なお, C. Rogersはカウンセリングは心理療法の一部と定義していたとされている。

精神分析

狭義にはS. Freudの心の構造と心理療法に関する理論体系を指すが, 広義にはS. Freudの精神分析を発展的に継承した自我心理学, 対象関係学派, 新Freud派, 自己心理学の理論体系も含めて考えられている。

共感

大きくは情動的共感と認知的共感に大別されている。前者は脳の情動関連部位（扁桃体, 島, 前部帯状回など）や覚醒ネットワークが関与し, 後者にはミラーニューロンシステム（運動前野や下前頭回など）, メンタライジングシステム（内側前頭前野, 側頭－頭頂接合部など）が関与するとされ, 前者の共感とは質的に異なることが明らかにされている。

母性的風土
積極的に共感する他者の存在で安心感・安全感を得られる場であり，混乱や困惑に振り回されて阻害されていたクライエント本来の考える力や成長力が発揮される環境。

キャリアコンサルティング
個人が生きている物語について話し合い，本人が進み得る中で最も納得できる働き方，生き方を探ることを目的としたコンサルティング。

認知行動療法
認知（考え方）と行動の最適化を図ることで，適応を支援する心理療法の一つ。

対人関係療法
対人関係の最適化を図ることで，個人の環境への適応や感情的な負担を軽減する心理療法の一つ。

● ● ● 第1章 ● ● ● ● ● ● ● ● ● ● ●

アセスメント
狭義には何らかのツールを活用して個人の特性や状態を把握することを指すが，広義には対象者や事例の今後についての仮説（見立て）まで含んで考えられることもある。

生物・心理・社会モデル
人の生物的側面，社会的側面，心理的側面は相互に影響し合っていることを考慮した体系的支援モデル。

組織の活性化
組織が共通の目標で一つになり，メンバーがイキイキと目標達成に向けて各

自の役割や貢献できることに勤しむ状態。

脳の神経活動
覚醒，知覚，思考，想起，推論，連想などのあらゆる精神活動の基盤。感覚器官を通して入力される刺激，脳内物質の代謝，摂取する薬物，などに影響される。

免疫力
細菌，病原菌などの異物を攻撃するシステムで，ストレスホルモンが分泌されている状態だと機能低下するとされている。

好意の返報性
人は自分に好意を向けてくれる人を好むというほとんどの人に該当する仕組み。社会心理学で深く考察されている。

（組織の）賞味期限
組織の目標と人間関係がメンバーにとって魅力のないものになり，個々人の気持ちが組織から離れた状態。

薬物療法
薬物で人の生物学的側面に介入することで，何らかの望ましい変化を期待する支援法。

理学療法
運動機能が低下した状態にある人々に対し，運動，温熱，電気，光線などで物理的に介入し，運動機能の維持・改善を図る支援法。

感情労働
他者の感情を一定の状態に導くために，自分自身の感情を誘発または抑圧する職務。

報酬系実行機能
感情・情動の中核である扁桃体を参照しつつ，快楽や喜び，苦痛の軽減といった報酬と結びついたワーキングメモリ（心のスポットライト）の制御機能の一つ。

社会脳
社会的な情報処理に特化した脳。社会脳仮説として提案されていたが，近年は脳内にそう呼べる部位が多数あることが知られている。

（脳の）裏切り者探索モジュール
私たちの社会的な生き残りをより確実にするために身の回りに裏切り者が居ないか自動的にモニタリングする社会脳。仮説的に提案・議論されている。

集団凝集性
個人を集団にとどまらせる心理的な力の総称。

コーピング
カウンセリングの文脈では主にストレス・コーピングのことを指す。ストレスを感じた際に，その負担を軽減するために個人が行う心理（認知・行動）的な対応の総称。

● ● ● 第2章 ● ● ● ● ● ● ● ● ● ● ● ● ● ● ● ●

ラポール
共通の課題や目的に真摯に向き合う仲間関係。信頼関係と訳されることもあるが，語源の意味としては同盟関係が近いとされる。

3 Steps モデル
精神科医・久保田亮（故人）が認知行動療法の指導のために提案した心理療法のプロセスモデル。認知行動療法に限らず，あらゆる相談活動に適応可能と

共通要因アプローチ
心理療法の効果要因を探るムーブメントの中で生まれたあらゆる心理療法の共通する要因を探るアプローチ。治療関係の充実が共通要因とされる。

RIASEC モデル
人の得意分野や特性を現実的（R），研究的（I），芸術的（A），社会的（S），企業的（E），慣習的（C）に区分し職業・職種の向き不向きを考察できるように構成された Holland の理論。

キャリア・アンカー
職業を通して譲れない人生の欲求（価値観）を体系化した理論体系と測定ツールのこと。

欲求階層説
低次の欲求から高次の欲求への移行を5段階で解く有名な説。脳の階層構造とほぼリンクしており，心の進化の歴史に対応している。

同席面接
対象者と会社の関係者を同席させて面接することで双方の思い込みやファンタジーを明らかにし，現実認識を共有する方法。相対的に医師が取り入れるケースが多いとされている。

● ● ● 第3章 ● ● ● ● ● ● ● ● ● ● ● ● ● ● ● ● ● ●

（CBTの）効果を謳う効果
「信頼できる科学的な効果測定を行っているので認知行動療法は効果が保証されている」と謳うことで，「必ず良くなる」と思い込むプラセーボ（期待）効果が起こって改善が促されること。

心の癖（認知）のリストラ
不快感を掻き立てる考え方の癖を特定して，その考え方の使い方を見直す技法。認知療法の創始者 A. T. Beck が考案した最初の技法と言われている。

行動実験
日常生活の中で「何をしたら何が起こるのか？」と実験すること。前提として，現状の分析から効果が期待できる，そして対象者本人に相対的に負担が小さい行動を推定して実施する。

（心の）スポットライトの調整
心（意識内容）は広大な劇場（ワークスペース），役者（情報処理），スポットライト（注意資源・ワーキングメモリ）に例えられ，スポットライトは実行機能と呼ばれる5種類の脳領域が制御している。感情がスポットライトを乗っ取ってしまうと意識内容が特定の事柄に偏るので，感情を落ち着かせ，実行機能を刺激してスポットライトの動きを調整する。

外在化
心の中で起こっている事柄をワークシートに書き出して，客観的に捉える認知行動療法の技法の一つ。

損益比較法
会計で用いられるバランスシートを認知行動療法の技法の一つにしたもの。考え方，できごと，行動などのメリットとデメリットを考えつく限り書き出すことで，最適な心の使い方を考える資料とする。

新型うつ
自責的で抑うつ気分が持続する従来的（メランコリック型）のうつと異なり，他罰的で勤務中だけ抑うつ気分が顕れる状態。医科学的に十分に検討されていないが，この状態がうつ病と診断されることもある。

活動記録
改善したい事柄の前後の時間帯を1時間または数分単位で区切り，行動，心理状態を明らかにする方法。

気分不一致効果
気分が高揚すると気になることや心配事を思い出し，気分が減入ると次の楽しみを考えはじめる，といった気分を一定に保つ仕組み。次の予定を考えることが気分調整に使われることが多いとされている。

セルフ・モニタリング
自分自身の置かれている状況，考え方の癖，行動や心理状態などを第3者視点で確認すること。

マインドフルネス技法
注意を操作することでネガティブ思考の再活性化を防ぐことを目的にした方法論で，呼吸やイメージなど多くの技法が考案されている。

問題解決法
問題解決が上手い人の思考や行動を研究して，見出された問題の軽減法。原因究明にこだわらない，完全解決を目指さず今できることに集中するという逆説的な教訓も含まれている。

スキーマ療法
経験の中で構成されたスキーマ（信念や思い込み）を発見し，そのプロセスの感情体験も含めて丁寧に向き合うことで，スキーマの意味や最適な付き合い方を探る方法。

● ● ● 第 4 章 ● ● ● ● ● ● ● ● ● ● ● ● ● ●

社会的存在
人は物理的な環境の変化よりも自分の立場や社会的な評判や世間体といった社会的な環境の変化により敏感になって生きているので社会的存在と呼ばれる。

自閉症スペクトラム障害
シナプス刈り込みと呼ばれる脳のリストラが行われにくいために社会的存在を支える脳領域の働きが鈍り，共感性などコミュニケーション能力に困難が伴う障害。近年では個性の一つであり，障害は本人と周囲の間に存在するものとされている。

内省
自分を省みること。セリフモニタリングなど認知行動療法を実施するためにはある程度の内省力が必要である。

ノーマライゼーション
特定の個人を特異な存在や例外，すなわち社会の異物とはせずに，社会の仲間である正常な存在と位置づける思想や施策。

反芻
同じことを繰り返し考え続けることで，うつ病を慢性化させる要因の一つと考えられている。

● ● ● 第 5 章 ● ● ● ● ● ● ● ● ● ● ● ● ● ●

キャリア・ストーリー・インタビュー
人生を子ども時代から続く物語ととらえ，個人が無意識的に生きてきた物語を発見する手がかりを探るためのインタビュー法。

防衛機制
心理学におけるストレス・コーピングの素になった概念で，不安や葛藤といった心理的な負担を軽減するために現実の認識や注意を向ける方向を変えること。

合理化
防衛機制の一つで，納得しきれずに葛藤を持つできごとに理由をつけて，正当化したり，他に責任転嫁すること。

強迫観念
侵入思考（個人の意志では制御できない想起，イメージ，連想）とも呼ばれ，ほぼ100％の人が毎日必ず経験しているとされている。認知行動療法では心の癖ではなく，本人に帰属できない「できごと」の一つと位置づけている。

確認強迫
強迫観念の一つで，何か大事なことを忘れてしまっているのではないか，そのことで後々大変なことになるのではないか…という侵入思考。

過剰補償
強迫観念やスキーマなどの心の癖がもたらす不安や欲求を何とかしようと必要以上に奮闘すること。

強迫性障害
強迫観念がもたらす不安が一時的に軽減する強迫行為が，不安低減という報酬で強化され（負の強化），実際には何のメリットもないのに儀式的に繰り返される状態。

安全希求行動
強迫行為の別名で，不安を何とかしようとする行為の背景にある安全希求の欲求に注目した呼び方。

昇華
　一種の過剰補償だが，何らかの社会的に望ましい成果に結びついて，社会からの尊敬される結果に至る場合に昇華と呼ぶ。

リワークプログラム
　うつ病などで休職中の勤労者が職場復帰のために活用する治療と仕事の間をつなぐための訓練プログラム。

自己愛性パーソナリティ障害
　「自分はすばらしい」という空想（誇大自己）と現実の区別がつかなくなり，周囲の他者に誇大自己に沿った対応をさせるために情報の操作や嫌がらせなどを繰り返すパーソナリティ。自分の権力や権限を強調し，強引に何かを主張するという顕し方も多い。

誇大自己
　自分は一般的な人たちよりも有能で価値があり，上位の存在であるという妄想的な自己概念。背景には自己価値への疑念があるとされ，この妄想に酔いしれることで疑念や不安が軽減されることで癖になるとされている。

援助希求行動
　相談などの援助を求める行動の総称。援助に依存して主体性を見失う状態も問題だが，逆に援助を適切に求めないことで問題が拡大することも多く社会心理学では適切な援助希求行動が検討されている。

２次抑うつ
　重たいうつ状態は強い心理的な苦痛を伴うので，一種のトラウマ体験となり，トラウマ記憶というリアリティのある苦痛を伴う記憶となる。トラウマ記憶は体験を連想させる僅かな刺激でも苦痛を伴って想起されるので，人は繰り返し苦しむことになる。結果的に「またそうなるのではないか」と個人を落ち込ませて抑うつを持続させる。

論理情動療法
認知行動療法における心の癖のリストラ法とよく似た方法論を持つカウンセリング技法。アドラー思想が背景にあり，人生はより心地よく生きるためにあるという人間観のもとで不快になる信念から心地よくなれる信念に切り替えることを目指す。

人名編

• • • はじめに •

C. Rogers
来談者中心療法の提案者。同時代を生きた B. F. Skinner とは人間観の違いをめぐって激しい議論を繰り広げ，相対的に楽観的な人間観と治療論を主張した。カウンセリングに傾聴を定着させた功労者として知られている。

O. Rank
S. Freud の愛弟子の中で，S. Freud と異なる心理支援の要点を指摘した一人。特に母子関係と誕生以来の死への恐怖の重要性を説いた。

S.Ferenczi
O. Rank と同じく，積極的に共感すること，慈母転移，大人の中の子ども分析など今日の心理支援の要点につながる事項を説いた。

• • • 第2章 •

E. Shein
組織と勤労者の関係や組織内でのキャリアの展開を考察したキャリア学者でキャリア・アンカーの開発者。

J. Holland
　RIASEC モデルを開発したキャリア学者。職業と個人のマッチングについて詳細な考察をしたことで知られている。

A. Maslow
　欲求階層説の提案者。行動主義の心理学（学習心理学）の研究者であったが，徹底的科学主義の限界を実感する中で人間性への考察を始めたとされる。

引用文献一覧

第1章

Engel, G.I.（1977）. The need for a new medical model: A challenge for biomedicine. *Science, 196*, 129-136.

Festinger, L.（1950）. Informal social cognition. *Psychological Review, 57*, 271-282.

杉山 崇（編著）（2015）. 入門！ 産業社会心理学——仕事も人間関係もうまくいく心理マネジメントの秘訣—— 北樹出版

第2章

苧阪 直行（2016）. 社会脳からみた意識の仕組み 基礎心理学研究, *35*(*1*), 14-19.

前田 泰宏（2007）. 共通要因アプローチ 杉山 崇・前田 泰宏・坂本 真士（編） これからの心理臨床——基礎心理学と統合・折衷的心理療法のコラボレーション——（pp.132-150） ナカニシヤ出版

杉山 崇（2013）. ふと浮かぶ記憶・思考とのつきあい方 関口 貴裕・森田 泰介・雨宮 有里（編著） ふと浮かぶ記憶と思考の心理学——無意図的な心的活動の基礎と臨床——（pp.185-198） 北大路書房

杉山 崇（2014）. 臨床心理学における「自己」 心理学評論, *57*(*3*), 434-448.

杉山 崇・馬場 洋介・原 恵子・松本 祥太朗（2018）. ライフデザイン・キャリア心理学ワークブック ナカニシヤ出版

杉山 崇・井上 夏希（2018）. Step 0 から始める認知行動療法 遠藤 裕乃・佐田久 真貴・中村 菜々子（編） その心理臨床，大丈夫？——心理臨床実践のポイント——（pp.172-184） 日本評論社

杉山 崇・巣黒 慎太郎・佐々木 純・大島 郁葉（2012）. 認知療法と治療関係 東斉 彰（編著） 統合的方法としての認知療法——実践と研究の展望——（pp.144-170） 岩崎学術出版

第3章

D'Zurilla, T.J., & Goldfried, M.R.（1971）. Problem solving and behavior modification. *Journal of Abnormal Psychology, 78*, 107-126.

伊藤 絵美（2013）. スキーマ療法入門 星和書店

前田 泰宏（2007）. 共通要因アプローチ 杉山 崇・前田 泰宏・坂本 真士（編） これからの心理臨床——基礎心理学と統合・折衷的心理療法のコラボレーション——（pp.132-150） ナカニシヤ出版

松本 昇・望月 聡（2012）. 抑うつと自伝的記憶の概括化——レビューと今後の展望—— 心理学評論, *55*, 459-483.

大平 英樹（2004）. 感情制御の神経基盤——腹側前頭前野による扁桃体活動のコントロール—— 心理学評論, *47*(*1*), 93-118.

坂本 真士・村中 昌紀・山川 樹（2014）．臨床社会心理学における"自己"――「新型うつ」への考察を通して―― 心理学評論, 57(3), 405-429.
杉山 崇（2013）．ふと浮かぶ記憶・思考とのつきあい方 関口 貴裕・森田 泰介・雨宮 有里（編著） ふと浮かぶ記憶と思考の心理学――無意図的な心的活動の基礎と臨床――（pp.185-198） 北大路書房
杉山 崇（2014）．臨床心理学における「自己」 心理学評論, 57(3), 434-448.
杉山 崇（2016）．「どうせうまくいかない」が「なんだかうまくいきそう」に変わる本――認知行動療法で始める, 心のストレッチ―― 永岡書店
杉山 崇・巣黒 慎太郎・佐々木 純・大島 郁葉（2012）．認知療法と治療関係 東斉 彰（編著） 統合的方法としての認知療法――実践と研究の展望――（pp.144-170） 岩崎学術出版

第4章

前田 泰宏（2007）．共通要因アプローチ 杉山 崇・前田 泰宏・坂本 真士（編） これからの心理臨床――基礎心理学と統合・折衷的心理療法のコラボレーション――（pp.132-150） ナカニシヤ出版
大平 英樹（2004）．感情制御の神経基盤――腹側前頭前野による扁桃体活動のコントロール―― 心理学評論, 47(1), 93-118.
杉山 崇（2005）．抑うつと対人関係 坂本 真士・丹野 義彦・大野 裕（編） 抑うつの臨床心理学（pp.117-135） 東京大学出版会
杉山 崇（2014）．臨床心理学における「自己」 心理学評論, 57(3), 434-448.
杉山 崇（2016）．裏切り行為は損か, 特か 越智 啓太（編）心理学ビジュアル百科――基本から研究の最前線まで――（pp.38-39） 創元社
杉山 崇（2018）．心理学研究におけるパラノイア感・抑うつ感の定義と測定尺度の作成 心理相談研究, 9, 1-11.
杉山 崇・越智 啓太・丹藤 克也（編）（2015）．記憶心理学と臨床心理学のコラボレーション 北大路書房
杉山 崇・坂本 真士（2001）．被受容信念尺度の作成と信頼性・妥当性の検討 日本健康心理学会大会発表論文集.
Swartz, H. (1999). Interpersonal therapy. In M. Hersen and A.S. Bellack (Eds.), *Handbook of Comparative Interventions for Adult Disorders, 2 nd ed.* (pp. 139-159). New York: John Wiley & Sons, Inc.
Weissman, M.M., Markowitz, J.C., & Klerman, G.L. (2000). *Comprehensive guide to interpersonal psychotherapy*. New York, NY, US: Basic Books.
　（ワイスマン, M.M. マーコウィッツ, J.C. クラーマン, G.L. 水島 広子（訳）(2009). 対人関係療法総合ガイド 岩崎学術出版社）
Weissman, M.M., Markowitz, J.C., & Klerman, G.L. (2007). *Clinician's quick guide to interpersonal psychotherapy*. New York, NY, US: Oxford University Press.
　（ワイスマン, M.M. マーコウィッツ, J.C. クラーマン, G.L. 水島 広子（訳）(2008). 臨床家のための対人関係療法クイックガイド 創元社）

第5章

Bodner, E., & Mikulincer, M.（1998）. Learned helplessness and the occurrence of depressive-like and paranoid-like responses: The role of attentional focus. *Journal of Personality and Social Psychology, 74*（4）, 1010-1023.
伊藤 絵美（2001）．心身症の治療　25．問題解決療法　心療内科，5，256-260．科学評論社
Kraus, A.（1992）. *Sozialverhalten und Psychose Manisch-Depressiver*. Enke Ferdinand.（クラウス，A．岡本 進（訳）（2001）．躁うつ病と対人行動――実存分析と役割分析――　みすず書房）
中井 久夫（1982）．分裂病と人類　東京大学出版会
Savickas, M.L.（2005）. The Theory and Practice of Career Construction. In S.D. Brown & R.W. Lent（Eds.）, *Career Development and Counseling: Putting Theory and Research to Work*（pp.42-70）. Hoboken, NJ: John Wiley & Sons, Inc.
瀬戸 正弘（2004）．論理情動行動療法（REBT）　内山 喜久雄・坂野 雄二（編）　エビデンス・ベースト・カウンセリング（現代のエスプリ別冊）（pp.112-121）　至文堂
杉山 崇（2010）．こころへの支援　福田 由紀（編）　心理学要論――こころの世界を探る――（pp.207-227）　培風館
杉山 崇（2011）．事例3　強迫症状から重度の抑うつ，抑制のきかない憤懣に症状が変遷した男性が「自分」を回復した過程　伊藤 絵美・杉山 崇・坂本 真士（編）事例でわかる心理学のうまい活かし方――基礎心理学の臨床的ふだん使い――（pp.71-92）　金剛出版
杉山 崇（2018）．心理学研究におけるパラノイア感・抑うつ感の定義と測定尺度の作成　心理相談研究，9，1-11．
杉山 崇（2019）．うつ病の認知行動療法　下山晴彦（編）公認心理師技法ガイド――臨床の場で役立つ実践のすべて――（pp.502-507）　文光堂
杉山 崇・越智 啓太・丹藤 克也（編）（2015）．記憶心理学と臨床心理学のコラボレーション　北大路書房
Teasdale, J.D.（1985）. Psychological treatments for depression: How do they work? *Behaviour Research and Therapy, 23*（2）, 157-165.
Wolf, E.S.（1988）. *Treating the Self: Elements of Clinical Self Psychology*. New York: Guilford Press.
吉村 晋平（2012）．特集1　心理社会的治療の生物学的基盤　日本生物学的精神医学会誌，23，171-176．
吉村 直己・牧岡 省吾（2016）．眼球運動特性を用いたマインドワンダリングの判別　日本認知科学会第33回大会発表論文集，457-461．
Young, J.E.（1994）. *Cognitive Therapy for Personality Disorders: A Schema-Focused Approach*. Florida: Professional Resource Exchange Inc.
Young, J.E., Klosko, J.S. & Weishaar, M.（2003）. Schema therapy: A practitioner's Guide. New York: Guilford Press.

あとがき

　本書を最後までお読みいただいて本当にありがとうございました。この本はカウンセリングの実務者の個人と組織の支援力を向上させることを目的に執筆しました。

　カウンセリングというと,「傾聴」,「個人へのアプローチ」が連想されやすいのが現状です。しかし,本書を通して助言や提案,そして職場のダイナミクスを見立てて上長や影響力のある個人にアプローチすることで,組織へのアプローチが可能であることがお分かりいただけたと思います。読者の皆様に,カウンセリングでできること,カウンセリングの持つ可能性を広く考えていただけるようになれば筆者としては本望です。

　本書を読破してくださった読者に,私から次の助言や提案ができるとしたら,ご自分の人間観を育てていただきたいということです。人間観は技法や方法論を使う上で核になるようなものだと思っています。参考までに,私なりの人間観を求めての旅をご紹介しましょう。

　筆者がCBTやIPTに最初に興味を持ったのは1990年代の半ばでした。筆者は日本にフォーカシングを導入した故村瀬孝雄先生の弟子の端くれでしたので,C.ロジャースの方法論から学んでいました。C.ロジャースの楽観的な人間観やC.ロジャースの自己実現化(自己実現を追求する過程に生きる意味があるという一種の実存論)など,魅力を感じるアイディアが豊富ですぐに大好きになりました。ただ,助言禁止,励まし禁止,指示禁止を貫く方法論には当初からいささかの違和感も覚えていました。精神科領域で活動をする中で違和感は確信に変わり,精神科領域の同僚の多くが学んでいた精神分析的心理療法の先生に弟子入りしました。

　この変遷の背景には村瀬孝雄先生の「(CBTやIPT,家族療法,論理情動療法などの)最近"流行り"の方法論はすべて初期の精神分析でやっていたことの焼き直しに過ぎない」というお言葉もありました。まずは,心理療法の元祖ともいえる方法論のトレーニングをしっかりと受けようと思ったのです。しかし,精神分析的方法論の「未熟な自我を教育・矯正する」態度は私が共感して

いたC.ロジャースの人間観とは，当時の私には真逆のように感じられました。事例の指導を受ける中で人間観への悩みが次々と深まり，精神分析的方法論のトレーニングからは数年で離れてしまいました。

その後はC.ユングの人間観を学ぶことで私の中でC.ロジャースの人間観と精神分析的方法論の乖離が埋まり，私なりの臨床観や人間観を持つことができました。私のカウンセリングは，このような経験から作られた人間観に基づいています。

私の人間観は決していいものではありませんし，読者のみなさまに役立つものかわからないので本書ではあまり詳しく書きませんでした。しかし，私の見立てや支援方針，支援仮説の策定のグランド・セオリーとして私のカウンセリングを支えてくれていることは事実です。

どのような人間観が良いか悪いか…このような議論を始めると学派間の論争になるのかもしれませんが，私の経験上，学派間の"どちらが役立つか論争"は無意味です。むしろ，どのような人間観に基づいて支援活動を展開すると，目の前の対象者が幸せになれるのだろうか…と読者のみなさまの中で論争をしていただきたいと思います。

私たちの仕事は対象者にお会いすることが中心ですが，お会いしていない時間にしっかりと考えることも仕事です。十分な支援ができるように準備をすることも仕事です。そして，この仕事を通して私たち自身の人間観の幅も広がると，人生の喜びをより豊かに感じられるようになるのではないかと思います。

本書をただの技法書や解説書に終わらせるのではなく，みなさまのカウンセリングとみなさまの人生をより豊かで実りあるものにする一つの礎としてもらえたら，筆者としては望外の喜びです。読者のみなさまと，皆様が支援する対象者の一人一人の幸せを願っています。

最後に本書の実現に大きなお力添えをいただいた中川知世様（EAPメンタルヘルスカウンセリング協会），編集者として献身的なアシストをいただいた木澤英紀様に心の底からの感謝を申し上げます。お二人なくして本書の刊行はあり得ませんでした。ありがとうございました。

2019年3月　　杉山 崇

著者紹介

杉山　崇（すぎやま・たかし）

1970年山口県下関市生まれ。学習院大学大学院博士後期課程満期退学（心理学修士），元日本学術振興会特別研究員。山梨英和大学准教授，法政大学大学院講師，神奈川大学教育支援センター副所長を経て，現在は神奈川大学人間科学部教授，心理相談センター所長，日本学術会議公認メンタルケア学術学会理事，公益社団法人日本心理学会代議員，日本認知療法・認知行動療法学会幹事ほか。臨床心理士，一級キャリアコンサルティング技能士。

著書として，『いつまでも消えない怒りがなくなる　許す練習』（2020年，あさ出版），『マンガでわかる　心理学的に正しいモンスター社員の取扱説明書』（監修 2019年，双葉社），『キャリア心理学ライフデザイン・ワークブック』（2018年，ナカニシヤ出版），『心理学者・脳科学者が子育てでしていること、していないこと』（2018年，主婦の友社），『「どうせうまくいかない」が「なんだかうまくいきそう」に変わる本』（2016年，永岡書店），『記憶心理学と臨床心理学のコラボレーション』（2015年，北大路書房），など。

NHK「ニュースウォッチ11」，テレビ朝日「ハナタカ優越感」，TBS「公開大捜索」などマスコミでの心理学概説も多数。

事例で学ぶ
働く人へのカウンセリングと認知行動療法・対人関係療法

2019年 5月24日　初版第1刷発行　　　　　　　　　　　　　［検印省略］
2022年12月15日　初版第3刷発行

著　者	杉山　崇	
発行者	金子紀子	
発行所	株式会社　金子書房	

〒112-0012 東京都文京区大塚 3-3-7
TEL 03-3941-0111（代）／FAX 03-3941-0163
振替 00180-9-103376
URL　https://www.kanekoshobo.co.jp

印刷／藤原印刷株式会社
製本／一色製本株式会社

© Takashi Sugiyama 2019
ISBN978-4-7608-3271-2　C3011　　Printed in Japan